ストレスとりたきゃ
頭蓋骨を もみなさい

寺林陽介［著］ 内野勝行医師［監修］

アスコム

1日3分の頭蓋骨《ずがいこつ》マッサージで
頭のこりをほぐしましょう！

はじめに

「頭蓋骨マッサージ」で、ストレスによる心身の不調は改善される！

タイトルにひかれて、この本を手にとった方は、おそらく今、何らかのストレスを感じておられるのではないかと思います。

そして、もしかしたら、

「いま一つ、やる気が起きず、集中力も足りない」
「病気ではなさそうだけど、いつも体がだるい」

「頑固な頭痛や肩こり、腰痛、眼精疲労などに悩まされている」

「食欲不振や下痢などが続いている」

「夜、ちゃんと眠れている気がしない」


といった、心身のトラブルを抱えていらっしゃるかもしれません。


その場合はぜひ、「頭蓋骨マッサージ」を試してみてください。

心身の不調がストレスからくるものであれば、頭蓋骨マッサージによって改善する可能性があるからです。


「頭蓋骨なんて、マッサージできるの？」と疑問を持たれるかもしれませんが、もちろん、骨自体をもむわけではありません。

頭蓋骨をマッサージするくらいのつもりで、頭の筋肉のこりをしっかりともみほぐす。

それが頭蓋骨マッサージです。

やり方はＰＡＲＴ１に書いてありますが、実に簡単。

道具もいりません。

朝起きたときに、仕事や家事、勉強の合間に、夜、寝る前に……。

ほんの３分程度、自分の手で頭をもみ、温めるだけで、頭の中がスッキリしたと感じられるはずです。

毎日続ければ、先に挙げたような心身のトラブルも、改善されるかもしれません。

99%の人は、頭のこりを抱えている

ではなぜ、頭をもむだけで、ストレスによる心身の不調が改善されるのでしょうか。

私はこれまで、あんまマッサージ指圧師、鍼《はり》師、灸《きゅう》師として、２万人を超えるお客

さまの治療にあたってきました。

みなさん、それぞれに異なる体のトラブルを抱えており、当然のことながら、痛みを感じる場所もこっている場所も違います。

しかし、驚くべきことに、たった1か所だけ、ほぼ全員のお客さまがこっている場所がありました。

それが、「頭」でした。

頭がこっていないお客さまは、たったの1%程度だったのです。

そのため私は、施術《せじゅつ》の際には必ず、頭を念入りにマッサージしているのですが、お客さまからはよく、次のような感想をいただきます。

「頭のマッサージをしてもらったら、頭の中がスッキリして、やる気が出てきた」

「視界が一気にクリアになった」
「今まで、腰をもんでも治らなかった腰痛が、頭のマッサージをしてもらったら、すっと楽になった」
「頭のマッサージをしてもらうようになってから、胃腸の調子がよくなった」
「夜、ぐっすり眠れるようになった」

こうした声を聞き、自分なりにいろいろ考え、私は、

「頭はストレスの影響を受けやすく、こりやすいのではないか」
「頭のこりが、さまざまな心身のトラブルを生み、新たなストレスも生んでいるのではないか」
「頭のこりをほぐせば、ストレスが軽減され、心身の不調が改善されるのではないか」

という結論に至ったのです。

放置された頭のこりは、新たなストレスの元になる

現代人の体の中で、もっともよく働き、ストレスがたまり、疲労し、こっているのに、あまり意識してもらえず、ケアもしてもらえない部位。

それが頭だと、私は思います。

頭蓋骨と頭皮の間には「前頭筋《ぜんとうきん》」「側頭筋《そくとうきん》」「後頭筋《こうとうきん》」といった筋肉があり、その中や周辺には、微細《びさい》な血管や神経がたくさん走っています。

そして、ものを見るとき、食べるとき、話すとき、考えるとき、頭の筋肉は常に働いています。

特に、パソコンやスマホを見たり、膨大《ぼうだい》な情報を処理したりしている現代人は、かなり頭の筋肉を酷使《こくし》しています。

しかし、どんな筋肉も、使いすぎれば疲労し、硬くなり、血流が悪くなって、こりが生じます。

また、ストレスを感じると、筋肉は緊張し、血管は収縮します。

ストレスがかかり続ければ、筋肉はやはり疲労して硬くなり、血流も悪くなって、こりが生じます。

ストレスを感じたとき、それを処理するのは脳であり、**頭の筋肉はどこよりもストレスの影響を受けやすく、こりやすい**といえます。

ところが、首や肩に比べて、頭のこりが自覚されることはあまりありません。

脳には、体の状態をコントロールするという働きもありますが、**放置されたこりが頭の血管や神経などを圧迫すると、体の情報をキャッチしたり、体に指令を出したりすることが、スムーズにできなくなります。**

そのため、さまざまなトラブルが起こり、新たなストレスが生まれてしまうのです。

「頭蓋骨マッサージ」で頭のこりをもみほぐし、健康に生きる

この本のPART1では、ストレスや心身の不調の原因となる頭のこりをもみほぐす「頭蓋骨マッサージ」の方法を、カラー写真で紹介しています。

なお、頭にはたくさんの重要なツボがあります。

頭蓋骨マッサージでは、そうしたツボも刺激できるよう工夫してあります。

1回あたり3分程度、手で頭のまわりをごしごしとこする。

それだけで頭のこりがほぐれ、さまざまなツボが刺激され、頭の中がスッキリします。

おそらく1回で、みなさんにも効果を感じていただけるのではないかと思います。

なお、ＰＡＲＴ２とＰＡＲＴ３では、ストレスや頭蓋骨マッサージについての詳しい解説と体験談を紹介し、ＰＡＲＴ４とＰＡＲＴ５では、さまざまな心身の病気やトラブルと、ストレスの関わりについてお話ししています。

ストレスが原因で引き起こされる病気やトラブルは、たくさんあります。

もちろん病気になってしまったときは、医師による適切な治療を受ける必要がありますが、頭蓋骨マッサージによって頭のこりをもみほぐすことで、ある程度こうした病気やトラブルを遠ざけることができるのではないかと、私は思っています。

誰にでも簡単にできる頭蓋骨マッサージによって、一人でも多くの方がストレスから解放され、健康に長生きされることを、心から願っています。

寺林陽介

ストレスとりたきゃ頭蓋骨をもみなさい

目次

はじめに …… 003

PART 1
簡単に頭のこりをほぐす！「頭蓋骨マッサージ」のやり方 …… 017

PART 2
誰にでもできる頭蓋骨マッサージで、頭のこりをほぐし、心身のトラブルを改善する！

日本人の7割は、ストレスで悩んでいる!? …… 034
ストレスは自律神経を狂わせ、あらゆる体の不調を招く …… 042
がん、心筋梗塞、脳梗塞……。ストレスはときに、命さえおびやかす …… 050
頭のこりをほぐせば、ストレスが解消され、心身の不調も改善される！ …… 060

触れればわかる！
頭のこりは、あなたのストレスのバロメーター …… 066
1回3分の頭蓋骨マッサージで、
頭のこりをほぐしながら、大事なツボを刺激する！ …… 072

PART 3
頭蓋骨マッサージで体がラクになった！ 体験談 …… 081

PART 4
ストレスからくるひどい頭痛、肩こり、体の悩みを一気に解消！

頭の緊張をもみほぐし、慢性的な頭痛を改善する！ …… 090
肩こり、目の疲れを改善し、痛み知らずの体になる！ …… 098
胃腸の調子を整え、食欲不振や下痢、便秘を改善！ …… 104
健康や美容の大敵、「冷え」にさようなら！ …… 114
ホルモンバランスの乱れを整え、更年期障害の症状を改善 …… 122

免疫細胞の働きを整え、アレルギーを遠ざける！……130
ストレス太りやむくみにさようなら！
ダイエットにも効果が！……136

PART 5

頭蓋骨マッサージで病気を遠ざけ、健康に暮らす！

免疫力をアップし、がんや肺炎に負けない体をつくる！……144
血液や血管のトラブルを改善！
心筋梗塞や脳梗塞のリスクを下げる……154
頭蓋骨をもんで血糖値を下げ、糖尿病を防ぐ！……166
ストレスを解消して、うつを予防！　心身の健康を手に入れる……174
自律神経を整え、万病の元・睡眠不足にさようなら！……182

PART 1

簡単に頭のこりをほぐす!
「頭蓋骨マッサージ」のやり方

まず、頭蓋骨マッサージのやり方を覚えましょう。
頭蓋骨マッサージでは、頭の筋肉の中でも特にこりやすい
耳の上、こめかみ、後頭部を重点的にもみほぐします。
1度やっただけで、頭の中がスッキリし、
視界がクリアになるのが感じられるはずです。
朝起きたときに、家事や仕事の合間に、
入浴中に、夜寝る前に……。
思い立ったときにやってみてください。

頭蓋骨マッサージのポイント

POINT 1 マッサージの時間は、1回あたり3分程度を目安にしましょう。

POINT 2 少し強めの力でマッサージすると、より効果的です。頭皮をただもむのではなく、頭蓋骨をもむつもりで、手をしっかり押しあててから、マッサージを始めてください。

POINT 3 側頭部を温める際、「手が冷たい」「なかなか温まらない」と感じた方は、手を10～20回すばやくこすり合わせ、手を温めてから行いましょう。

POINT 4 無理のないペースで深呼吸（腹式呼吸）をしながらマッサージすると、リラックスできるうえ、血液やリンパの流れもよくなります。

POINT 5 頭部に傷がある方、頭痛がある方、マッサージ中に痛みを感じた方は、決して無理をしないでください。

※疾患のある方、妊婦の方は、医師に相談のうえ、
　行ってください。
※効果には個人差があります。

頭蓋骨マッサージの流れ

1

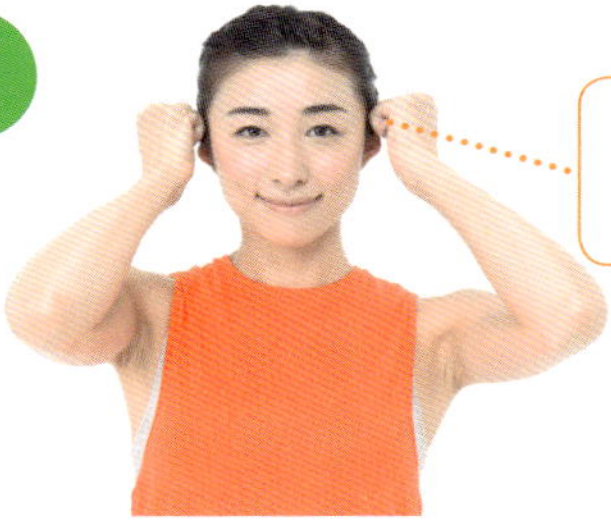

耳の上の
マッサージ

2

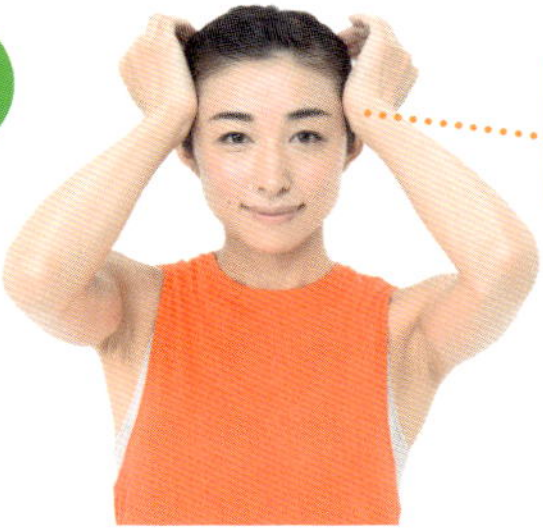

こめかみの
マッサージ

3

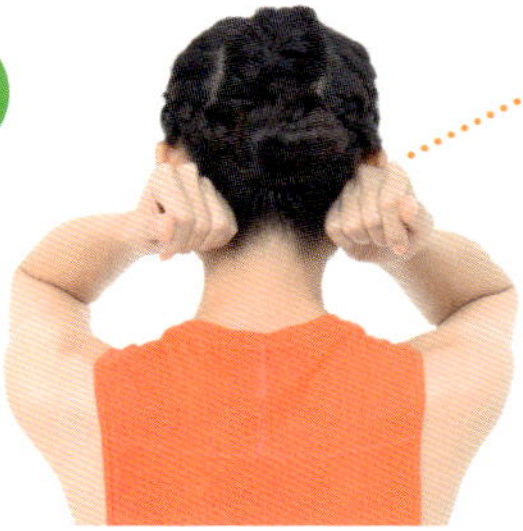

後頭部の
マッサージ

4

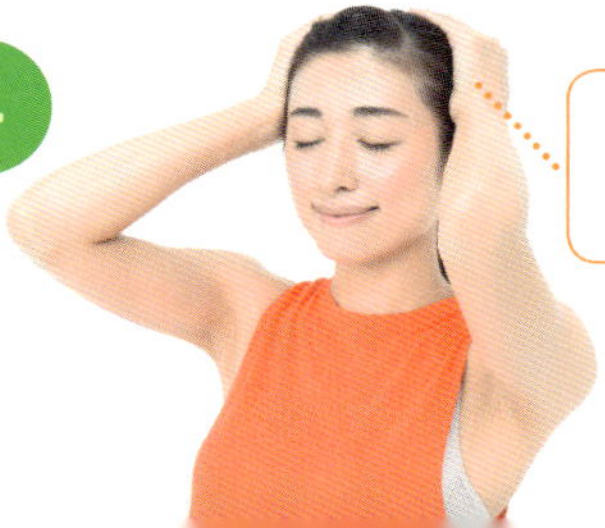

側頭部を温め、
リラックス

耳の上のマッサージ

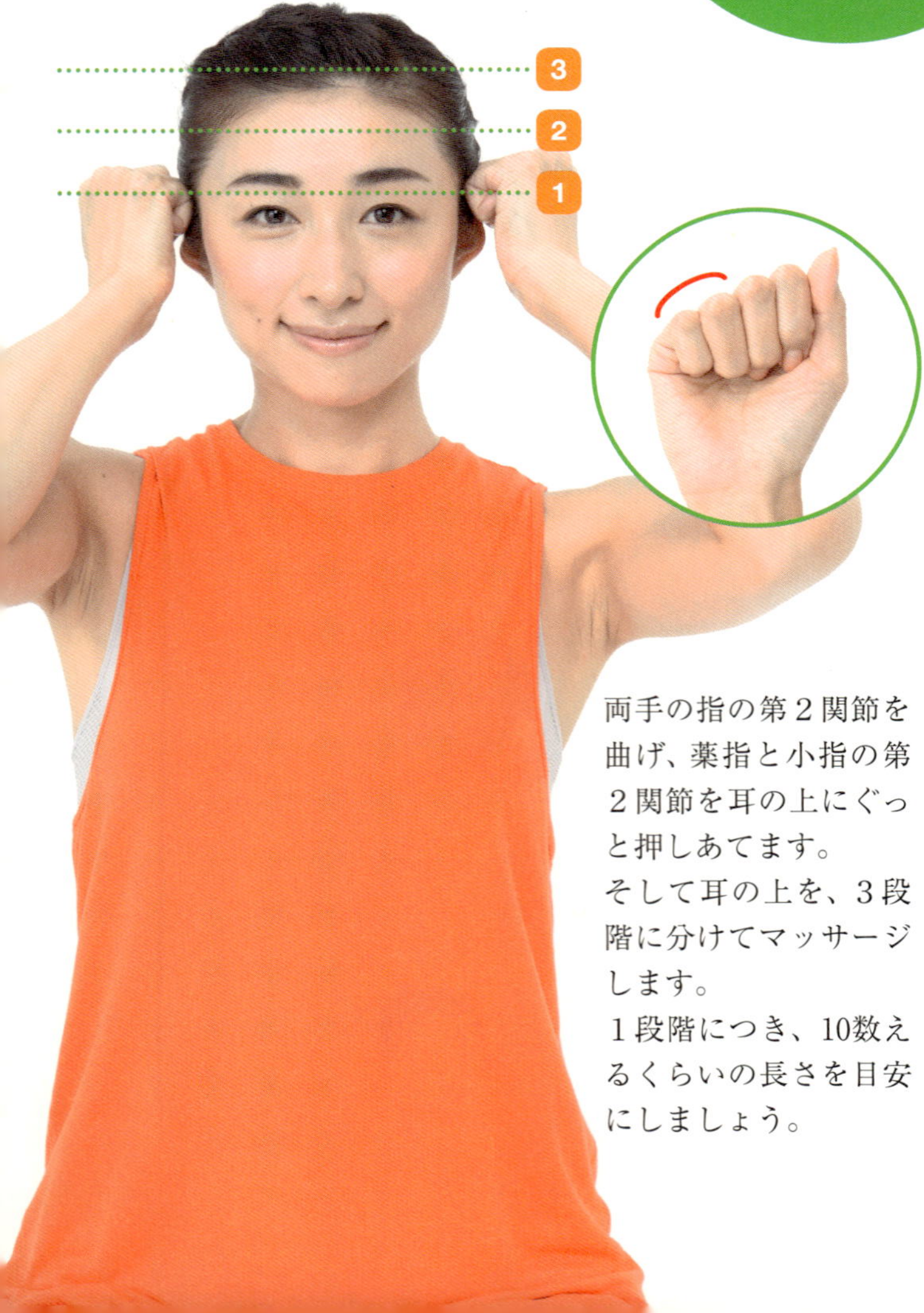

両手の指の第２関節を曲げ、薬指と小指の第２関節を耳の上にぐっと押しあてます。
そして耳の上を、３段階に分けてマッサージします。
１段階につき、10数えるくらいの長さを目安にしましょう。

耳の上のマッサージの流れ

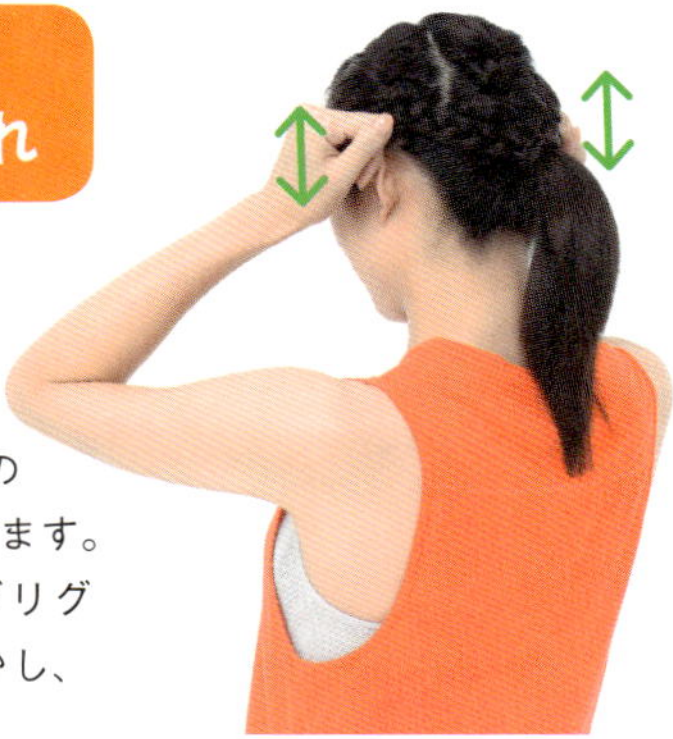

1 耳のすぐ上に手をおき、薬指と小指の第２関節をぐっと押しあてます。そのまま10数えながら、グリグリと上下に細かく手を動かし、マッサージします。

▼

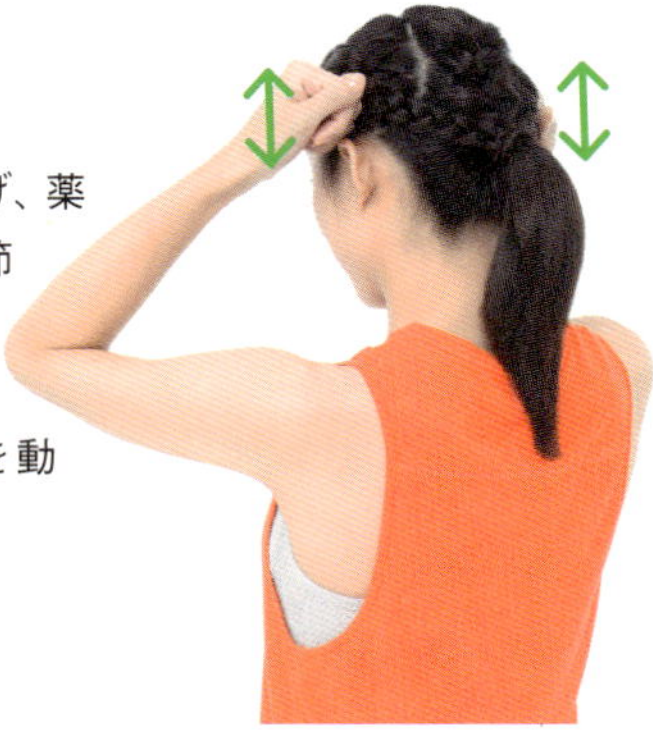

2 手の位置を少し上げ、薬指と小指の第２関節をぐっと押しあてます。
そのまま10数えながら、グリグリと上下に細かく手を動かし、マッサージします。

▼

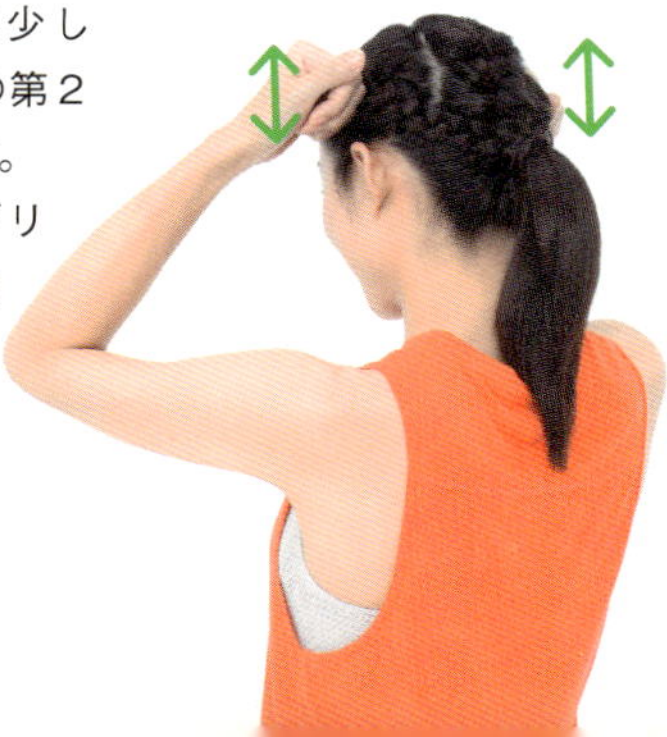

3 手の位置をさらに少し上げ、薬指と小指の第２関節をぐっと押しあてます。
そのまま10数えながら、グリグリと上下に細かく手を動かし、マッサージします。

頭蓋骨
マッサージ
2

こめかみのマッサージ

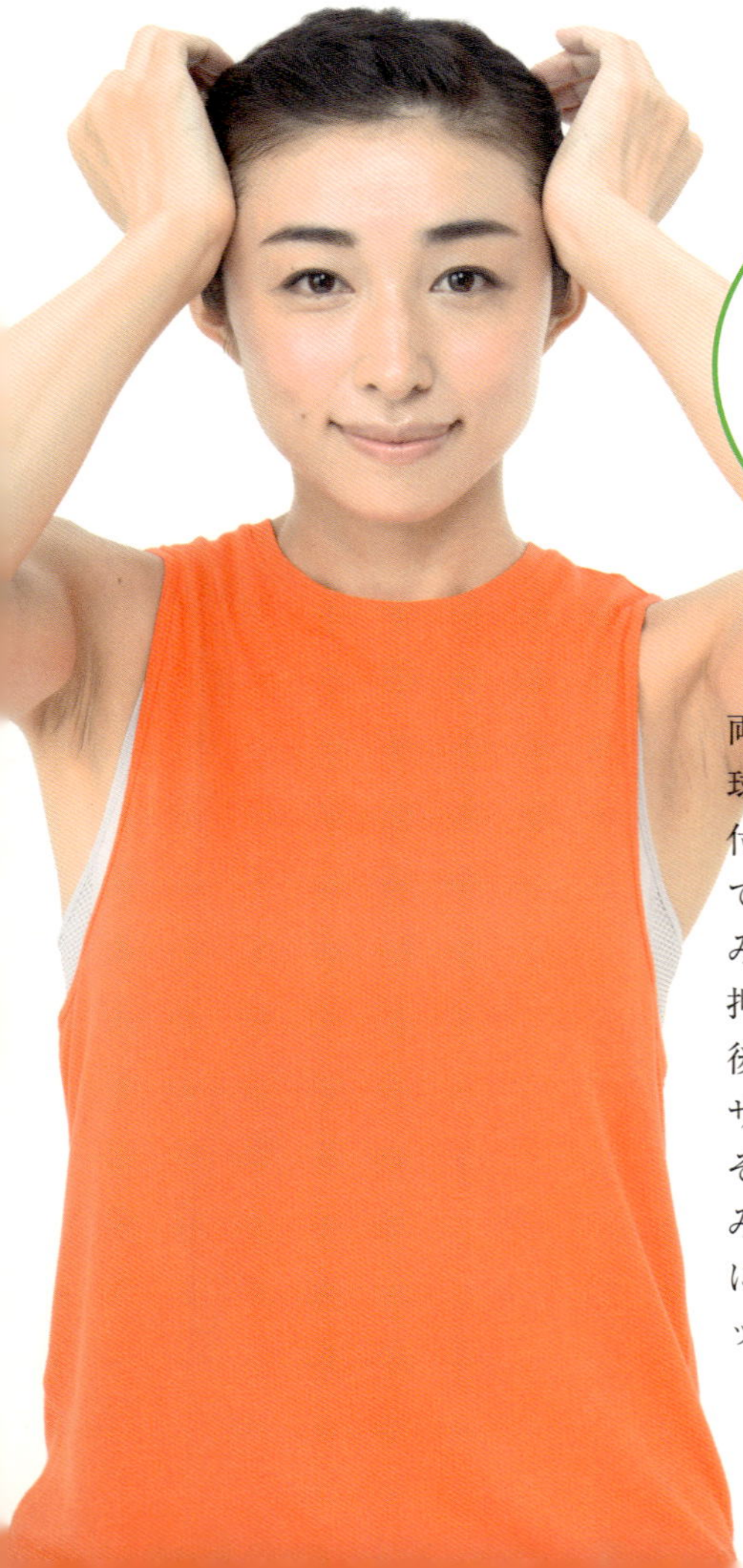

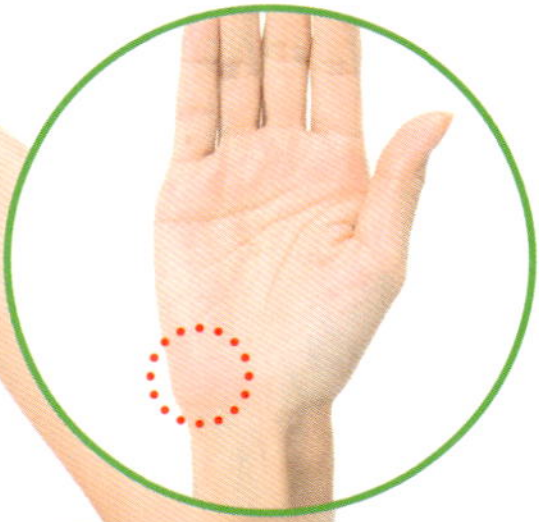

両手を軽く広げ、小指球（手のひらの小指の付け根の、盛り上がっている箇所）をこめかみの下あたりにぐっと押しあて、グルグルと後ろまわしで10回マッサージします。
その後、両手をこめかみの、くぼみのあたりにあて、やはり10回マッサージします。

こめかみのマッサージの流れ

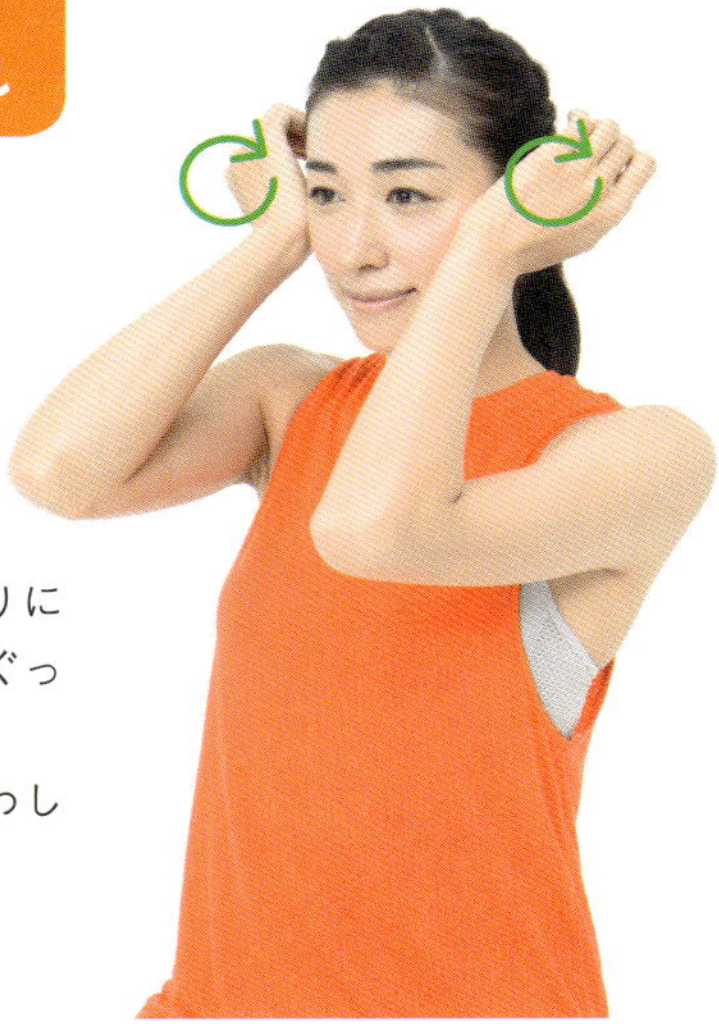

1 こめかみの下あたりに手をおき、小指球をぐっと押しあてます。
そのままグルグルと後ろまわしで10回マッサージします。

▼

2 手の位置をこめかみのくぼみのあたりに移し、小指球をぐっと押しあてます。
そのままグルグルと後ろまわしで10回マッサージします。

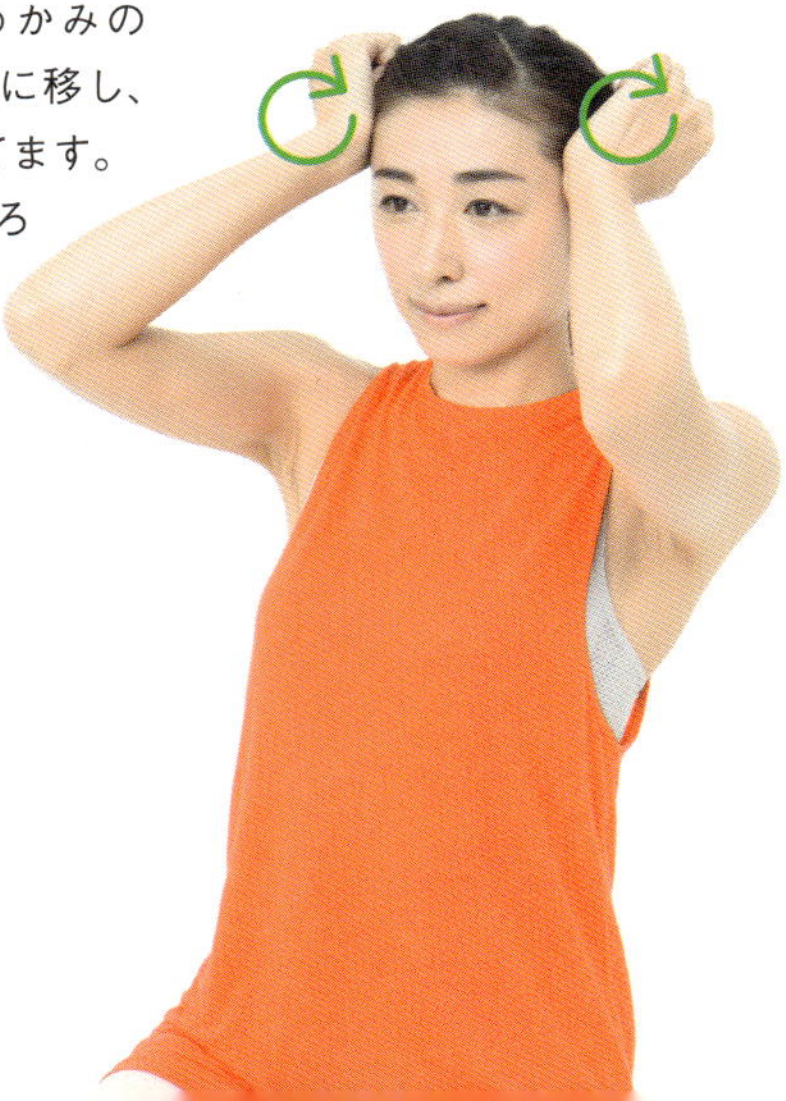

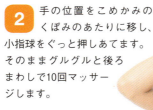

頭蓋骨マッサージ 3

後頭部のマッサージ

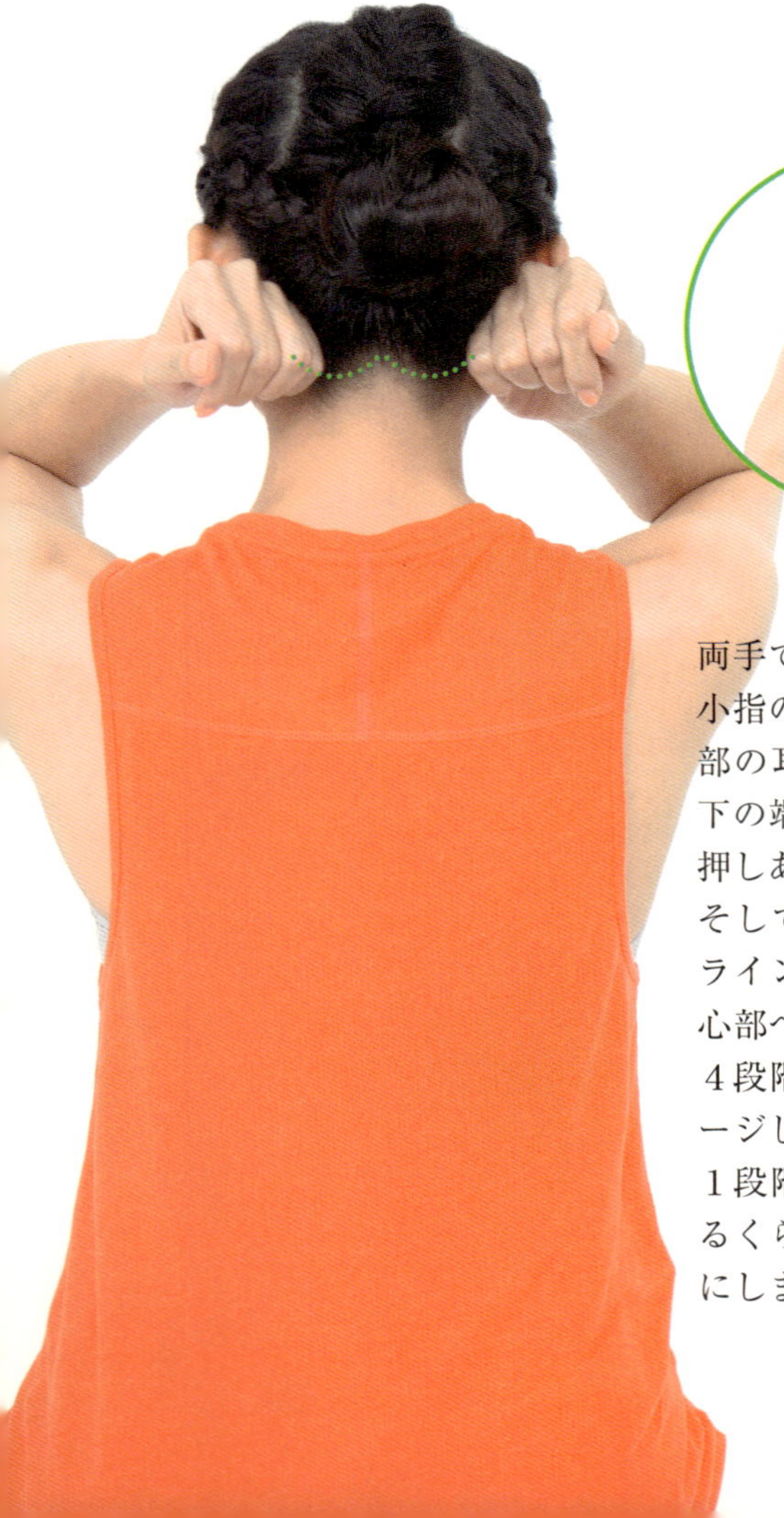

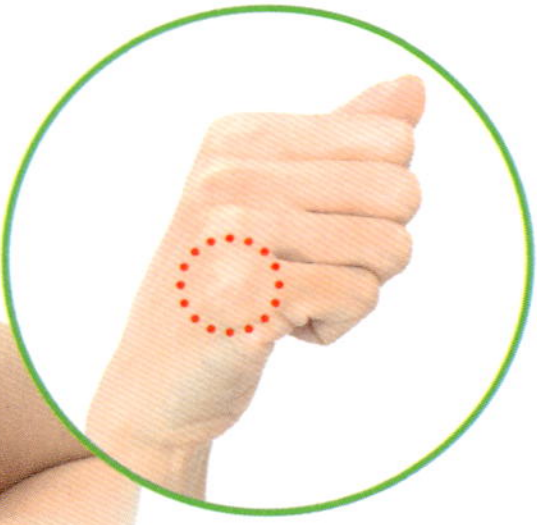

両手でこぶしをつくり、小指の第3関節を後頭部の耳の下、頭蓋骨の下の端あたりにぐっと押しあてます。
そして、頭蓋骨の下のラインに沿って手を中心部へ移動させながら、4段階に分けてマッサージします。
1段階につき、10数えるくらいの長さを目安にしましょう。

後頭部のマッサージの流れ

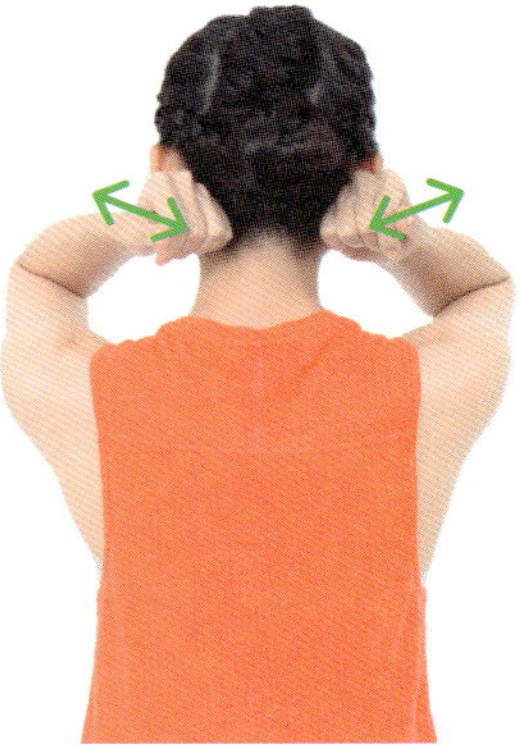

1 小指の第３関節を後頭部の耳の下、頭蓋骨の下の端あたりにぐっと押しあてます。
そのまま10数えながら、グリグリと左右に細かく手を動かし、マッサージします。

▼

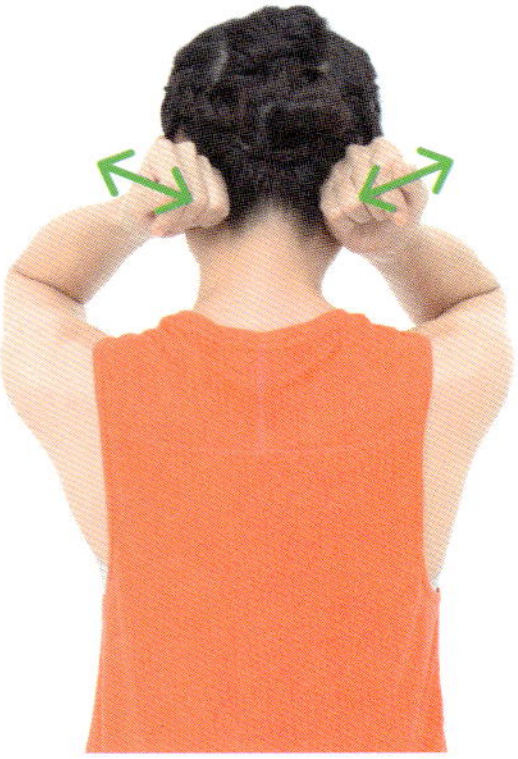

2 手の位置を頭蓋骨の下のラインに沿って、少し中心に近づけ、小指の第３関節をぐっと押しあてます。
そのまま10数えながら、グリグリと左右に細かく手を動かし、マッサージします。

▼

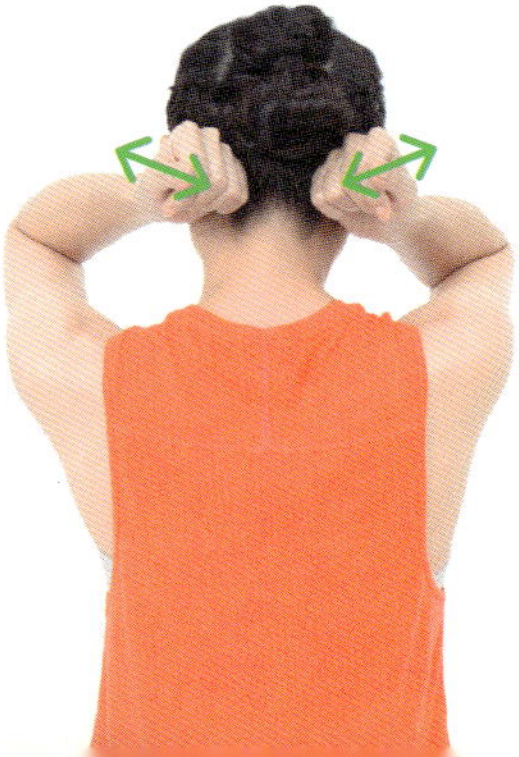

3 両手の位置を頭蓋骨の下のラインに沿って、さらに少し中心に近づけ、小指の第３関節をぐっと押しあてます。
そのまま10数えながら、グリグリと左右に細かく手を動かし、マッサージします。

▼

4 片方の手の小指の第３関節を、後頭部の左右ど真ん中、髪の生えぎわの少し上の、くぼみのあるあたりにぐっと押しあてます。
そのまま10数えながら、グリグリと左右に細かく手を動かし、マッサージします。

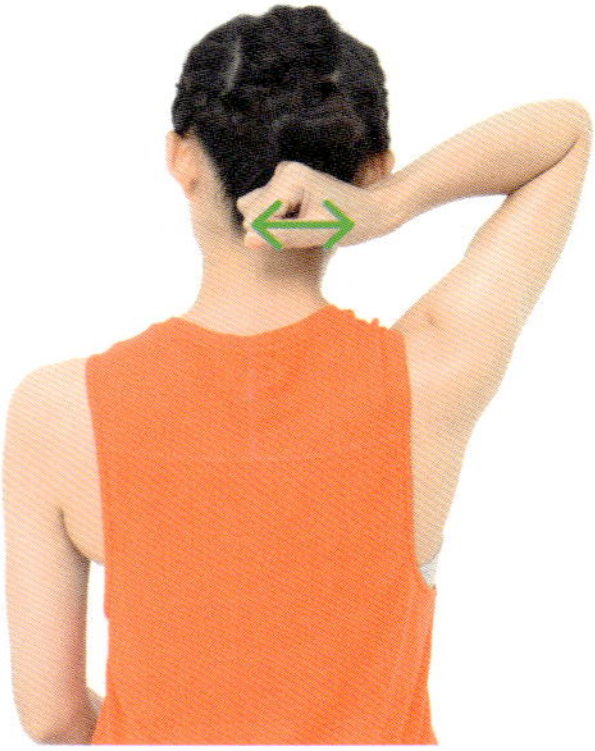

POINT

両手でマッサージするのが難しい場合は、片手ずつやってもかまいません。

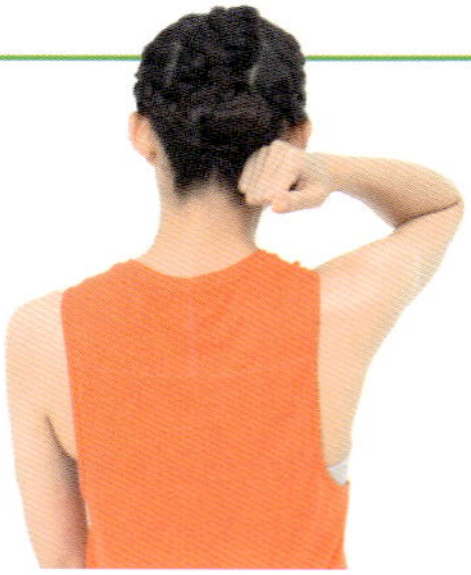

4の場所を小指の第３関節で押すのが難しい場合は、親指でもんでもかまいません。

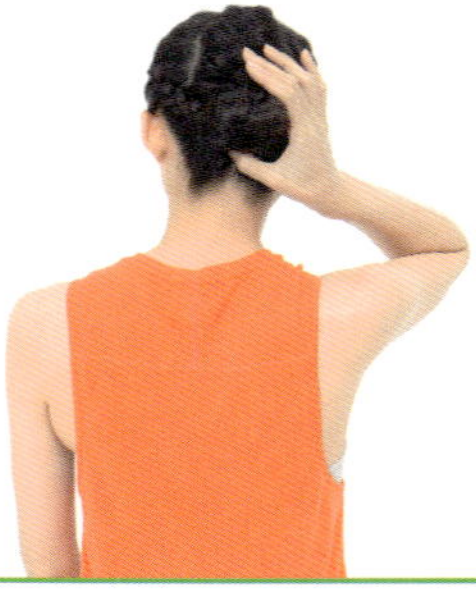

頭蓋骨マッサージ 4

側頭部を温め、リラックス

目を閉じて両方の手のひらを側頭部の耳の上あたりにあてます。そのまま、じわっと手の温もりを感じながら、ゆっくり30数え、最後に大きく深呼吸して、手を離します。

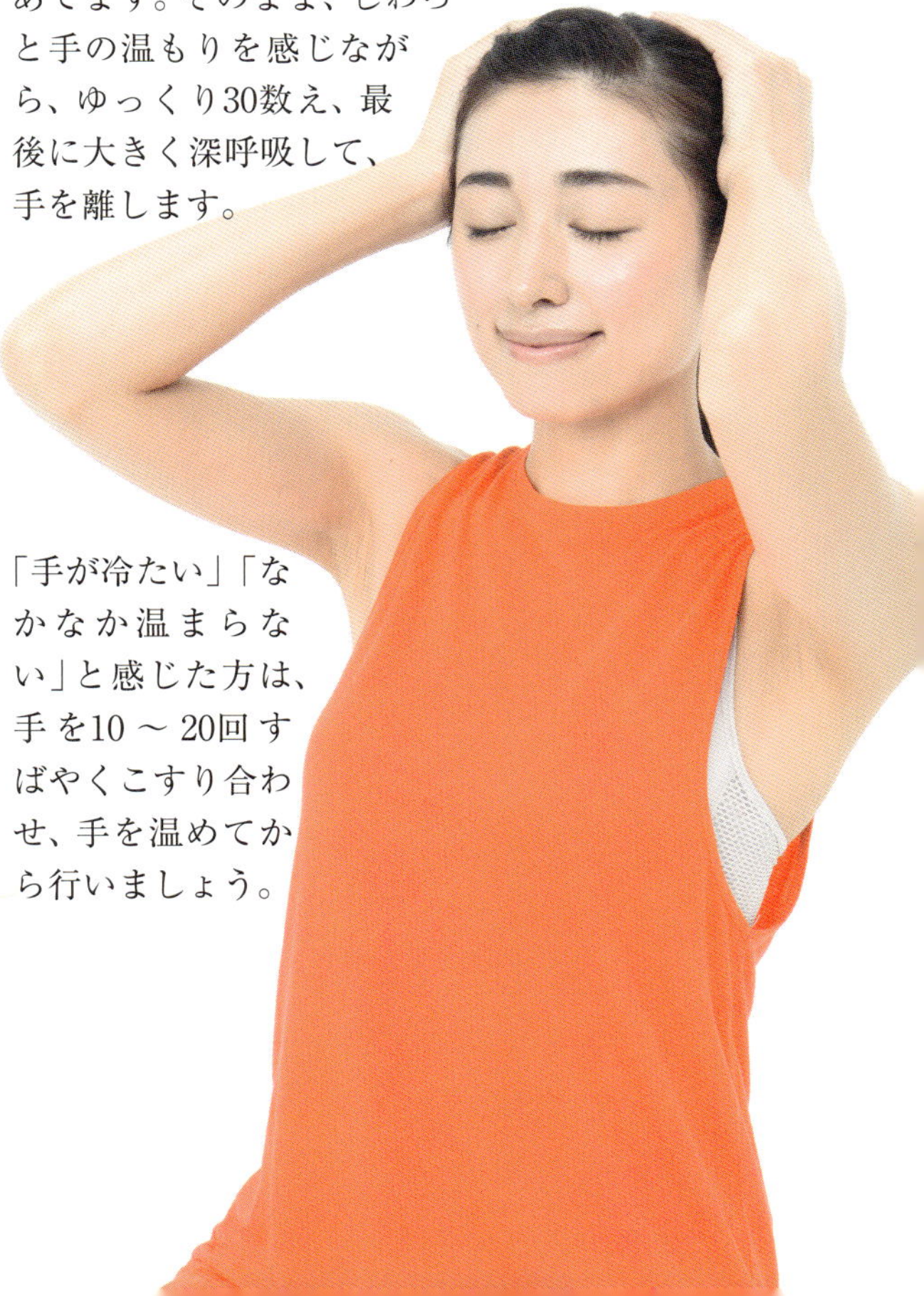

「手が冷たい」「なかなか温まらない」と感じた方は、手を10～20回すばやくこすり合わせ、手を温めてから行いましょう。

おさえたいツボ

頭には、重要なツボがたくさんあります。
頭蓋骨マッサージで、
これらのツボを簡単に刺激することができます。

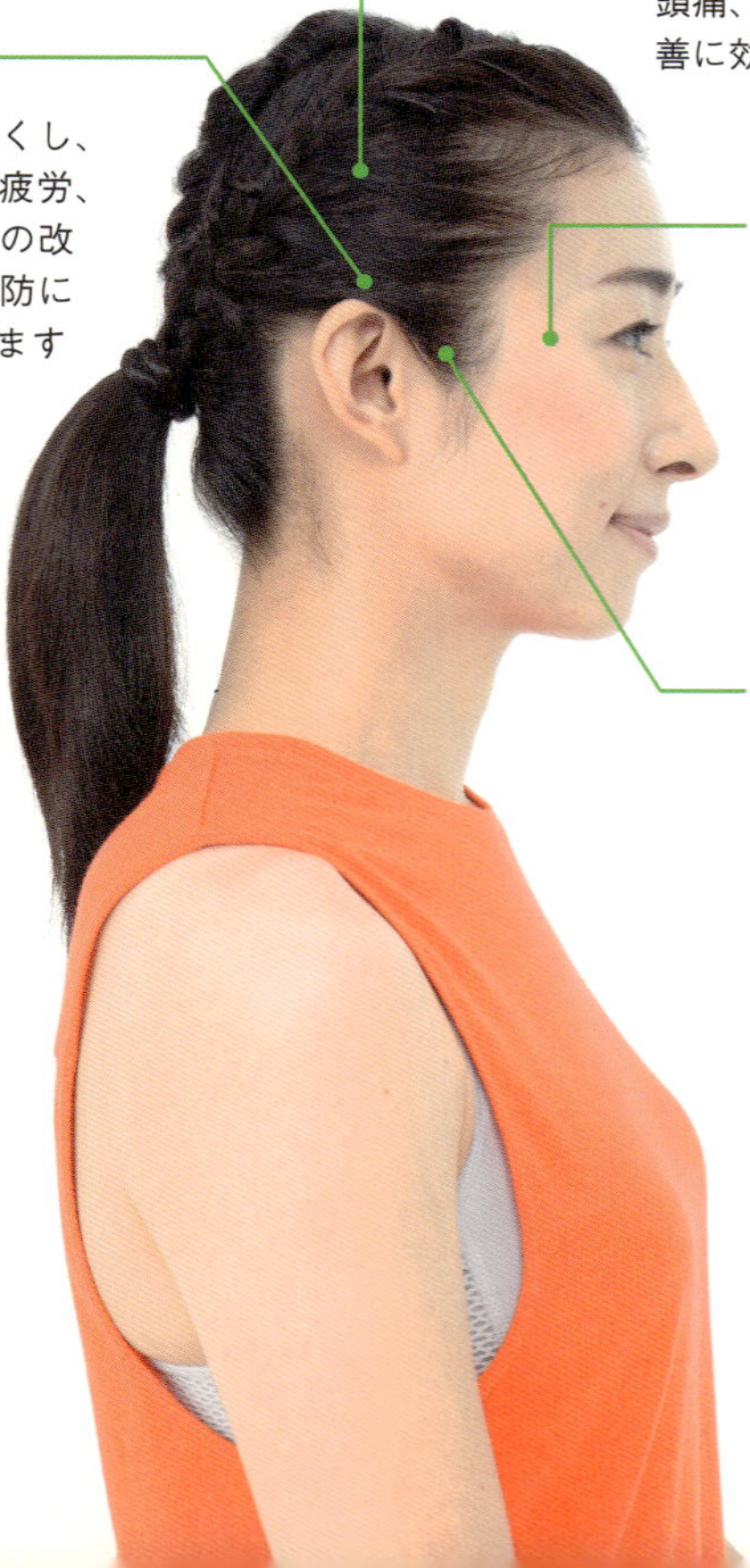

率《そっ》谷《こく》
頭部の血行を良くし、頭痛、耳鳴りなどの改善に効果があります

角《かく》孫《そん》
頭全体を軽くし、頭痛、眼精疲労、耳鳴りなどの改善、脱毛予防に効果があります

太《たい》陽《よう》
眼精疲労、目の痛みや充血、かすみ目、老眼などの改善に効果があります

和《わ》髎《りょう》
頭痛、目の疲れ、耳鳴りなどの改善に効果があります

頭蓋骨マッサージで

天柱《てんちゅう》
自律神経のバランスを整え、頭痛や精神的疲労、目の疲れや充血、鼻炎、肩や首のこりなどの改善、血圧の安定、脱毛予防に効果があります

瘂門《あもん》
頭痛、頭重感、首のこり、鼻水や鼻血、不眠症の改善などに効果があります

風池《ふうち》
頭痛、肩こり、視力低下や眼病、鼻や耳の不調、不眠などの改善、血圧の安定、血行の促進に効果があります

完骨《かんこつ》
頭痛、肩や首のこり、眼精疲労、めまい、顔のむくみ、肌荒れなどの改善、血行の促進に効果があります

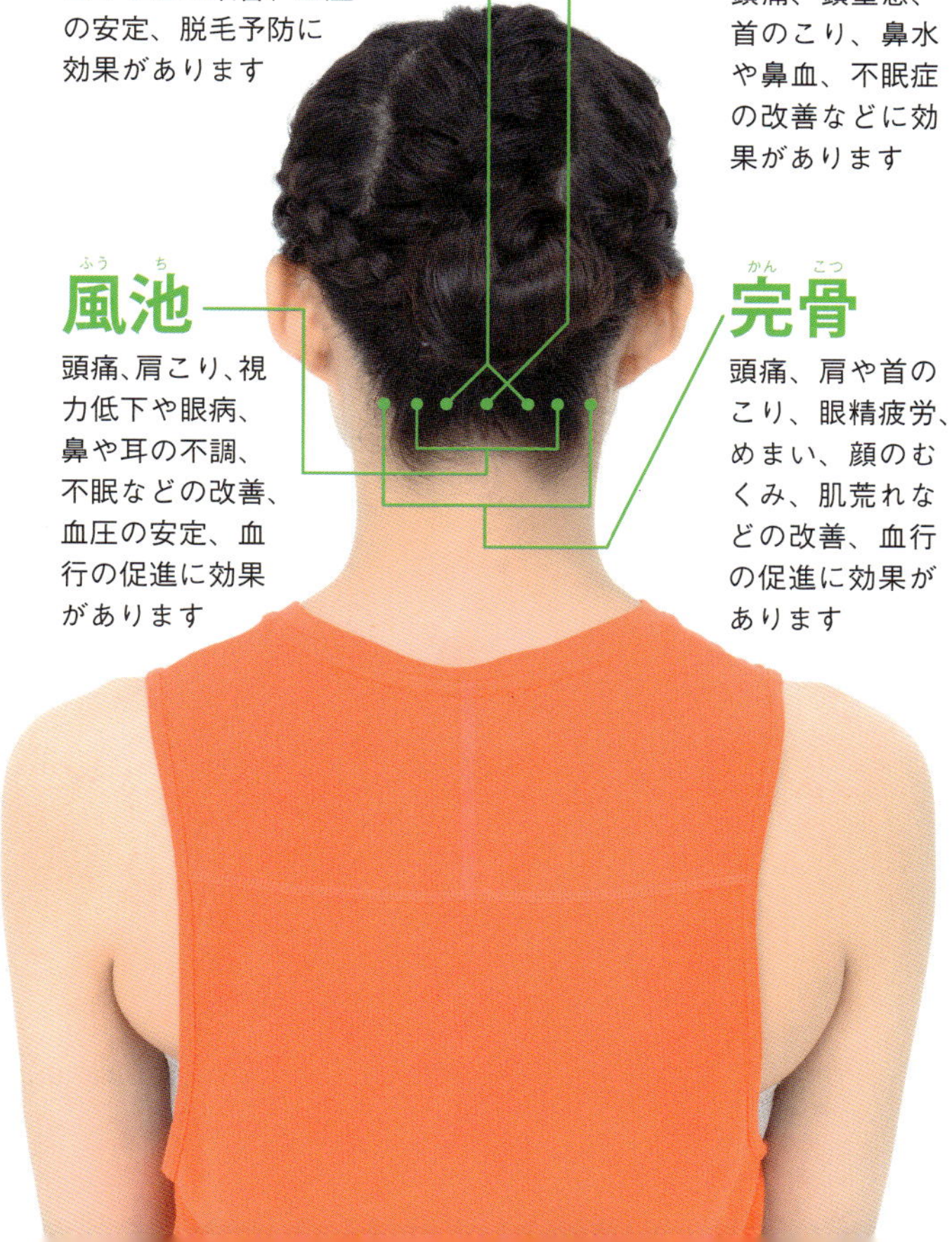

反響続々!!
[頭蓋骨マッサージ体験者の声]

「寝つきが悪くて眠りが浅く、最近、急激に顔もたるんできました。いろいろな快眠法を試してみたものの、なかなか効果が現れなかったのですが、頭蓋骨マッサージを始めてしばらく経つと、すっと眠れるように。たるみも改善されました」
（40代／女性／主婦）

「このところ、血圧の高さが気になっていました。また、歳のせいか抜け毛もひどく、そういったことがストレスにもなっていました。そこで頭蓋骨マッサージにチャレンジ。血圧が安定し、抜け毛も少し治まったような気がします」（50代／男性／会社員）

「糖尿病のため疲れやすく、毎日１時間ほど昼寝をしていたのですが、頭蓋骨マッサージを始めてから、体がラクに！　昼寝の時間も半分になりました」（60代／女性／主婦）

「仕事のストレスにより、クヨクヨしがちだったのですが、頭蓋骨マッサージを続けているうちに、気持ちが前向きに。休日もアクティブに過ごせるようになりました。毎年悩まされていた花粉症も、軽くなった気がします」（30代／男性／会社員）

「肩こりや目の疲れ、頭痛にずっと悩まされていました。マッサージに行ってもなかなか改善されなかったのですが、頭蓋骨マッサージのおかげですっかりよくなり、仕事にも集中できるようになりました」（30代／女性／会社員）

頭蓋骨マッサージで頭のこりをとると、
頭や目がスッキリし、
さまざまな心身のトラブルの改善も期待できます。

頭蓋骨マッサージを、
ぜひ、みなさんやご家族の健康づくりに
お役立てください。

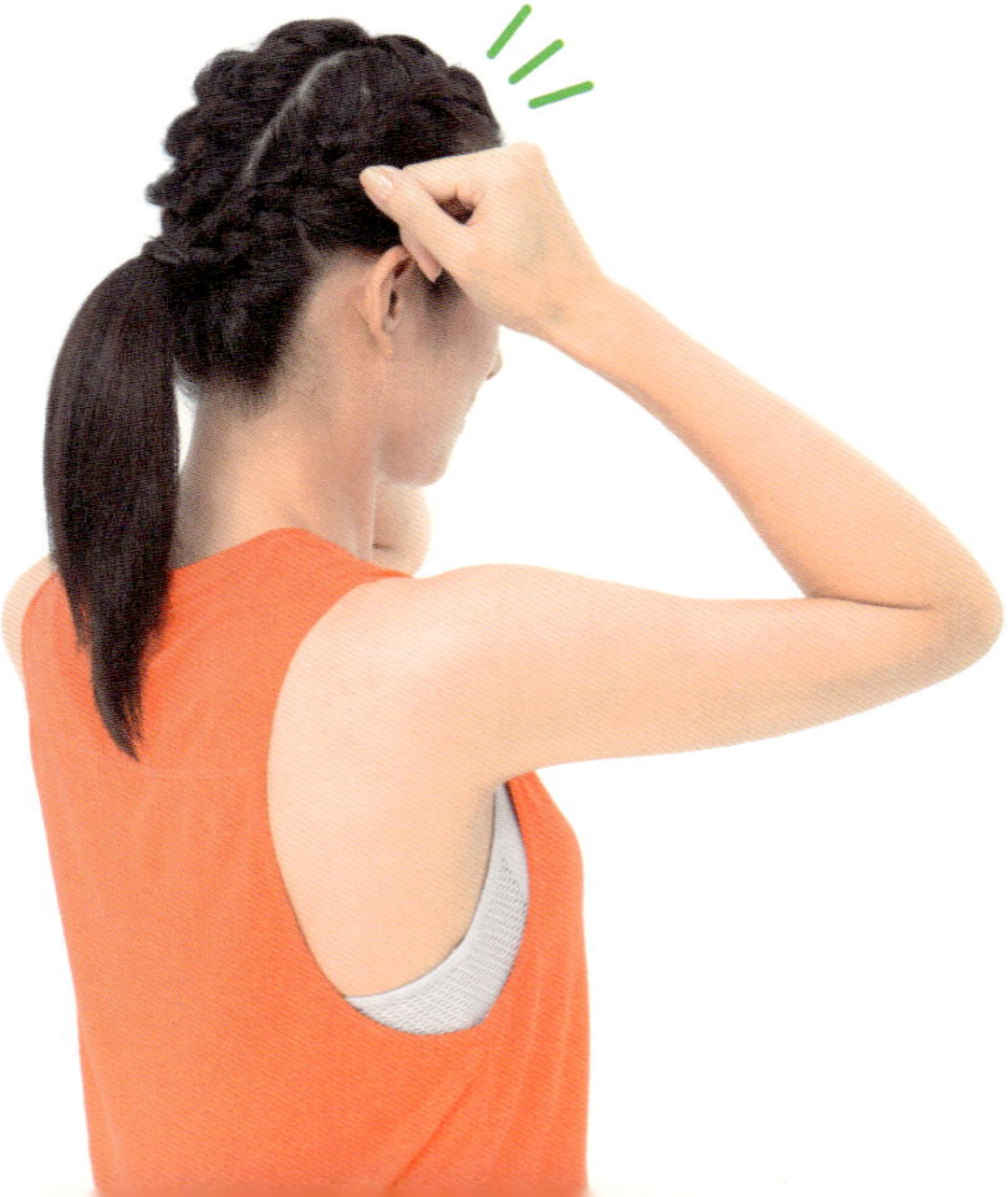

PART 2

誰にでもできる
頭蓋骨マッサージで、
頭のこりをほぐし、
心身のトラブルを改善する!

日本人の７割は、ストレスで悩んでいる⁉

私たちは、ストレスと無関係ではいられない

最初に、みなさんに質問します。

「今、ストレスを抱えていますか?」

おそらく、この本を手に取られた方の大半は「はい」と答えるでしょう。

「現代日本はストレス社会である」と、よくいわれます。

昔に比べて世の中は便利になりましたが、「忙しすぎて、心身をゆっくり休める暇がない」という人、「日々、膨大な量の情報を処理しなければならず、疲れてしまう」という人は、少なくないでしょう。

ほかに、ストレスの原因（ストレス源）になりそうなものとしては、

- 人間関係の悩み（家族・友人・職場の同僚や上司・近所の人と仲が悪い、価値観や考え方が合わない、子どもが言うことをきかない、など）
- 仕事や勉強に関する悩み（プレッシャーやノルマがきつい、職場環境や労働条件が悪い、やる気が出ない、集中力がない、通勤・通学がつらい、など）
- お金に関する悩み（収入が上がらない、出費が増える、借金を抱えている、など）
- 自分や家族の将来に関する悩み、介護疲れ
- 病気、けがなどによる体の不調や睡眠不足
- パソコンやスマホの見すぎ、使いすぎによる目や脳の疲れ
- 離婚、引っ越し、大事な人との別れなど、大きな環境の変化
- 気温の変化、騒音、悪臭、ウイルス、花粉などによって心身が受けるダメージ

などが考えられます。

私たちは、常にさまざまなストレス源に囲まれて生活しているのです。

なお、厚生労働省が2016年に、12歳以上を対象に行った「国民生活基礎調査」によると、「悩みやストレスがあるか」という質問に対し、47・7%の人が「ある」と答えています。

また、やはり2016年に行われた別の調査（博報堂生活総研「生活定点調査」）では、「ストレスを感じますか?」という質問に対し、実に71・8%もの人が「感じる」と答えたそうです。

つまり、**日本人の5~7割が、何らかのストレスを抱えながら生きている**ことになります。

ストレスは私たちにとって身近な存在であり、この社会の中に生きている限り、多くの人は、ストレスと無関係ではいられないのです。

嬉しい出来事も、ストレスになる

では、もう一つ質問です。

「ストレスとは、具体的にはどのようなものですか？」

おそらく答えにつまってしまう人もいるでしょう。

私たちはふだん、「ストレスがたまる」「最近ストレスが多い」などと口にしますが、「ストレス」についてきちんと理解している人は、それほど多くないのです。

「ストレス」は、もともとは機械工学《きかいこうがく》の用語で、物体に何らかの負荷《ふか》をかけたとき、その物体に生じるひずみのことを指します。

たとえば、ゴム製のボールを手で押してへこませると、ボールの中には「元の形に戻ろう」とする力が生まれます。

この「元の形に戻ろう」とする力が「ストレス」であり、外から加えられた力と、元に戻ろうとする力の間で生じる緊張状態のことを、「ストレス状態」といいます。

それが生きものにも応用されるようになり、「生きものが何らかの刺激を受けたとき、心身に生じる反応や変化」などが「ストレス」と呼ばれるようになりました。

また、私たちはふだん、ストレスを生じさせるストレス源のことも、「ストレス」と呼んでいます。


なお、多くの人は「ストレス＝嫌な出来事によって生じる、イライラや憂うつ、不安、怒り、焦り」といったネガティブなイメージを抱いていますが、実は嬉しい出来事によってストレスが生じることもあります。

たとえば、結婚や出産、進学など、本来嬉しいはずの出来事も、変化＝刺激であり、ときにはストレスをもたらし、心身を不安定にすることがあるのです。

適度なストレスは、プラスにもなる

また、嬉しい出来事から生じたものであれ、嫌な出来事から生じたものであれ、**ストレスが、人間にとってプラスに働くこともあります。**

たとえば、「締切やノルマがある」「大事な仕事を任された」「どうしても負けたくないライバルがいる」といった刺激は、ときに人のモチベーションや集中力をアップさせたり、希望やワクワク感、達成感、満足感をもたらしたりします。

身体的にも、筋肉は、適度な負荷や刺激をかけ続けることで、発達していきますし、温度変化という刺激を受け続けることで、体温調節の機能も正常に働きます。

ストレスを感じると、脳下垂体《のうかすいたい》という部位から、オキシトシンが分泌《ぶんぴつ》されるともいわれています。

オキシトシンは「愛情ホルモン」「幸せホルモン」とも呼ばれ、不安感や恐怖心を抑えて安らぎをもたらしたり、他者との交流を求める気持ちや信頼感を高めたり、細胞分裂を促して傷を治したりする作用があります。

親しい人との会話やスキンシップの際に分泌されることが多いのですが、ストレスを受けたときにも分泌され、ストレスから心身を守る働きをするのです。

「適度なストレスは脳の働きを活性化させ、記憶力を向上させる」「自発性や『立ち直る力』を養う」ともいわれています。

まったくストレスがなかったら、人は心身ともに、どんどん弱くなってしまうでしょう。

人によってストレスへの耐性《たいせい》は異なりますが、それほど無理せずとも耐えられる「適度」なストレスは、私たちにとって必要不可欠なものでもあるのです。

ストレスは自律神経を狂わせ、あらゆる体の不調を招く

過剰なストレスは、万病の元

ただし、**あまりにも大きなショックを受けたり、ストレス状態が長く続いたりすると、心身にマイナスの作用があらわれます。**

たとえば、守れそうにない締切やノルマを課されたり、自分にはこなせないような仕事を任されたり、ライバルに負け続けたりすれば、人はやる気を失ったり、落ち込んだりしてしまうでしょう。

そして、過剰なストレスは、さまざまな体の不調をもたらします。

「生活が激変するような出来事が起こる」「深刻すぎる悩みを抱える」「休みもとれない多忙な状態が続く」といったことをきっかけに、頭痛やめまいなどが起こったり、心臓や胃腸の具合がおかしくなったり、白髪が増えたり、眠れなくなったりする。

それらはみな、過剰なストレスによるものであり、そのまま放置しておくと、ときにはがんや心疾患《しんしっかん》や脳血管疾患《のうけっかんしっかん》、うつ病や摂食《せっしょく》障害などの深刻な病気を引き起こすこともあります。

過剰なストレスは、まさに万病の元なのです。

体を健康に保ってくれるシステム「ホメオスタシス」

では、過剰なストレスはなぜ、どのようにして、体の不調をもたらすのでしょう。

それについてお話しする前に、まずは「ホメオスタシス」（生体恒常性《せいたいこうじょうせい》）について、簡単に説明しましょう。

生きものにはホメオスタシスという機能が備わっており、私たちの体は、何らかの刺激を受けたり外界の環境が変わったりしても、常に一定の状態を保ち、環境に適応するようにできています。

のどが渇くことで水分が足りていないことに気づいたり、暑い日に汗をかくことで体温が下がったり、体内の老廃物《ろうはいぶつ》や体外から入ってきた異物などが体から排除されたりするのは、いずれもホメオスタシスの働きのおかげです。

なお、ホメオスタシスは、

- 自律《じりつ》神経
- 内分泌《ないぶんぴつ》系
- 免疫《めんえき》系

といったシステムによってコントロールされています。

このうち自律神経は、意思とは関係なく勝手に働いている神経であり、「交感神経」と「副交感神経」によって成り立っています。

基本的には、交感神経が優位になると、体は緊張状態になり、副交感神経が優位になると、リラックスします。

両者がシーソーのようにバランスをとることにより、生命を維持するために必要な、胃腸の働き・心臓の動き・代謝《たいしゃ》・体温の調節などが行われており、どちらかが極端に優位になりすぎると、心身にさまざまな不具合が生じます。

また、体内のホルモンの分泌は内分泌系によってコントロールされ、体に害を及ぼすウイルスやがん細胞などの異物は、免疫系によって排除されます。

これらの働きによって、ふだん、私たちの体は健康に保たれているのですが、**過剰**

なストレスは、こうしたシステムのバランスを崩し、ホメオスタシスが正常に機能するのを妨げてしまうのです。

自律神経やホルモンのバランスを崩す、過剰なストレス

ストレスはまず、自律神経と内分泌系に影響を与えます。

プレッシャーや恐怖を感じたり、悩みを抱えたりすると、交感神経が優位になり、体内にノルアドレナリンやアドレナリンといった神経伝達物質が分泌されます。

これらは、基本的には血糖値・心拍数《しんぱくすう》・呼吸数・体温を上げる、皮膚《ひふ》や粘膜《ねんまく》などの血管を収縮させる、筋肉や神経を緊張させる、発汗を促す、瞳孔《どうこう》を拡大させる、消化機能を低下させる、といった働きをします。

さらにコルチゾール、グルカゴン、甲状腺《こうじょうせん》ホルモンなどのホルモンも分泌されます。そのうち、コルチゾールは「抗ストレスホルモン」とも呼ばれ、糖やたんぱく質などの代謝を促す、血圧や血糖値を上げる、炎症反応を抑える、などの働きをします。

これらはいずれも、ストレスと戦うため、体を活性化させる反応です。

たとえば敵に襲われ、生命の危険に遭遇した（ストレスを感じた）とき、生きものは敵と戦うか逃げるか、どちらかを選ばなければなりません。

とっさに判断し対応するためには、頭や体の働きを活性化させる必要があります。

そこで、生きものの体は、ストレスを感じると、消化機能などの働きを抑え、その分、脳や心臓、肺、筋肉に、いつもより多くの血液、糖分、酸素などを送り込むようにできているのです。

通常は、ストレスを感じて交感神経が優位になっても、その後、気持ちを安定させる神経伝達物質の「セロトニン」が分泌され、反応は徐々に収まっていきます。

ところが、非常に強いストレスを感じたり、ストレスを感じ続けたりすると、副交感神経への切り替えがうまくいかず、交感神経優位の状態が続いてしまいます。

そうなると、心身がいつまでもリラックスできず、ゆっくり眠ることもできないため、疲れがどんどんたまっていきます。

血圧や血糖値、心拍数が上がったままだと、心臓や血管に負担がかかり、心疾患や脳血管疾患、糖尿病などを発症するリスクも高くなるでしょう。

また血管が収縮し、血液や栄養、酸素が十分にいきわたらない状態が続くと、頭痛や肩こり、冷えやむくみ、抜け毛や白髪など、健康面、美容面でさまざまな問題が起こりやすくなります。

過剰なストレスは、自律神経や内分泌系のバランスを崩し、さまざまな心身のトラブルを引き起こすのです。

がん、心筋梗塞、脳梗塞……。
ストレスはときに、命さえおびやかす

がん細胞やウイルスなどから体を守る、免疫細胞

過剰なストレスは、免疫系にも影響を及ぼします。

私たちはふだん、さまざまなウイルスや有害物質などにさらされて生きています。
また、人の体内では、毎日、3000〜5000個ほどのがん細胞が生まれているといいます。

それでも**私たちが、めったに病気をすることなく、健康に生きていられるのは、「免疫力」のおかげ**です。

免疫力を担っているのは、人の体内に2兆個ほど存在するといわれている、免疫細胞です。

免疫細胞の主体は白血球で、主に血液中に存在しており、

- 単球（マクロファージ、樹状《じゅじょう》細胞）
- リンパ球（T細胞、B細胞、NK〈ナチュラルキラー〉細胞）
- 顆粒《かりゅう》球（好中《こうちゅう》球、好酸《こうさん》球、好塩基《こうえんき》球）

の3種類に、大きく分けることができます。

これらはそれぞれ働きが異なっており、単球はサイズの大きな異物や老廃物を処理する一方で、外部から異物が体内に入ったことをほかの免疫細胞に知らせる役目も果たし、リンパ球は小さな細胞やウイルスなどを駆逐《くちく》し、顆粒球はサイズの大きな異物を食べて処理する、といった具合に、連絡をとりあって、体外から侵入してきた、あるいは体内で発生した異物が広がるのを抑え、体を病気などから守っています。

なかでも、リンパ球に属するNK細胞は、体内をパトロールし、がん細胞やウイルス感染細胞を見つけ次第、片っぱしから殺してくれる、優秀な「殺し屋」です。

「NK細胞が活発かどうか」が、健康を大きく左右しているともいえます。

数が増えすぎると、顆粒球は暴走する

そして、免疫細胞の数のバランスを調整しているのが、自律神経です。

健康な人間の場合、免疫細胞の比率は、

- 単球　5％程度
- リンパ球　51～60％程度
- 顆粒球　35～41％程度

となっているのですが、**ストレスがかかり、交感神経が優位な状態が続くと、顆粒球が増え、リンパ球が減少します。**

リンパ球のT細胞やNK細胞などは、がん細胞やウイルスに感染した細胞を処理してくれます。

ところが、自律神経のバランスが崩れると、リンパ球が減って働きが弱くなり、風邪などの感染症にかかりやすくなったり、ヘルペスなどになりやすくなったり、生き延びるがん細胞が増えてしまったりします。

一方、顆粒球、特に好中球は、殺菌能力が高く、主に細菌やカビを食べてくれます。しかし攻撃性が強いため、顆粒球の数が過剰になると暴走し、すでに死んでいる細菌や、胃や大腸にいるピロリ菌など、体と共存・共生している細菌にまで攻撃をしかけるようになります。

その結果、胃や腸の粘膜が傷つき、胃潰瘍《かいよう》や潰瘍性大腸炎などが引き起こされてしまうのです。

過剰なストレスは免疫のコントロールシステムを狂わせる

私たちの体には、白血球の働きをコントロールするシステムもありますが、過剰なストレスは、そのシステムにも影響を与えます。

左右の腎臓《じんぞう》の上にある副腎《ふくじん》は、心身がストレスを感じると、アドレナリンやコルチゾールなどを分泌し、血圧や血糖値、体温、心拍を上昇させます。

白血球の働きも、コルチゾールによってコントロールされているのですが、心身が長期にわたってストレスにさらされると、副腎は抗ストレスホルモンであるコルチゾールを作り続けなければならなくなります。

その結果、「コルチゾールが過剰に分泌される」「副腎が過敏になり、ちょっとしたことでコルチゾールを分泌するようになる」といった現象が起こったり、あるいは副腎が働きすぎて疲れきってしまい、コルチゾールの分泌量が減ったりします。

すると、**コルチゾールによるコントロールが効かなくなって、白血球の働きが異常になり、異物を正確に判断できなくなります。**

異物でないものを異物であると判断し、過剰に攻撃してしまったり、逆に異物を見逃し、体に広がるのを許してしまったりするようになるのです。

ストレスを抱えると、体内の活性酸素が増え、細胞がさびる

また顆粒球は、食べた細菌を分解酵素と活性酸素《かっせいさんそ》を使って消化し分解し、自身が寿命を迎えた際にも活性酸素を放出します。

活性酸素は「酸化させる力が強い酸素」です。

殺菌力が強く、体内に侵入した異物を排除するうえで大いに力を発揮しますが、一方で酸化力や攻撃力も強いため、体の正常な細胞をも攻撃したり、傷つけたり、さびさせたりします。

その結果、体にさまざまな不調がもたらされるようになります。

たとえば、私たちの体の細胞は日々分裂を繰り返しており、その際、細胞内のＤＮＡの情報もコピーされます。

ところが、**活性酸素が過剰になると、活性酸素によってＤＮＡが傷つけられて情報のコピーミスが起こるようになり、がん細胞が生まれたり、細胞の老化が早まったりするのです。**

体にはもともと、活性酸素を除去する「抗酸化系《こうさんかけい》」と呼ばれるシステムも備わっているのですが、活性酸素が増えすぎたり、加齢などによって抗酸化系の働きが弱くなったりすると、活性酸素をコントロールしきれなくなります。

ほかにも、**過剰に発生した活性酸素は、体内のコレステロールや中性脂肪を酸化させ、過酸化脂質《かさんかししつ》に変化させます。**

それらは血管壁《けっかんへき》に付着し、血管をふさいだり、もろくしたりするため、高血圧や動脈硬化《どうみゃくこうか》、ひいては心筋梗塞《しんきんこうそく》や脳梗塞などを引き起こします。

ストレスで血流が悪くなると、免疫力も低下する

それだけではありません。

免疫細胞は、血流に乗って、体じゅうをめぐります。

しかし、ストレスによって血管が収縮し、血流が悪い状態が続くと、免疫細胞がすみずみまでいきわたらなくなります。

さらに、血行不良によって体が冷えると、免疫細胞のエネルギー源となる酵素の働きも弱くなります。

体温が1度下がると、免疫力は30%低下するともいわれています。

このように、過剰なストレスによって自律神経のバランスが崩れると、免疫系が正常に機能しなくなります。

その結果、アレルギー症状が悪化したり、口内炎やヘルペスなどができやすくなったり、風邪などの感染症にかかりやすくなったりするだけでなく、胃潰瘍や潰瘍性大腸炎、さらにはがん、心筋梗塞、脳梗塞などの深刻な病気にかかるリスクも高くなってしまうのです。

頭のこりをほぐせば、
ストレスが解消され、
心身の不調も改善される！

ストレスはどうすれば解消できるか

これまでみてきたように、**過剰なストレスは、私たちの体にさまざまな悪影響を及ぼします。**

「ストレスがたまってきたな」「これ以上ストレスが増えたら危険だな」と感じたら、こまめに解消する。

それが、健康に生きていくうえでの秘訣だといえるでしょう。

しかし、おそらくみなさんの中には、「ストレスを解消する方法がわからない」という方もいらっしゃるでしょう。

ストレスを解消する方法には、さまざまなものがあります。

まず、**ストレスの原因を取り除く**、というもの。

人間関係が原因なら、相手と話し合ったりうまく距離をとったりする。

仕事が原因なら、同僚や上司に助けやアドバイスを求めたり、転職に向けて行動したりする。

「物事をできるだけポジティブに考えるようにする」「なんでも完璧にやろうとするのをやめる」「あれこれ悩みすぎず、目の前の問題を一つずつ片づけていく」といった具合に、ものの考え方を変えてみるのも良いかもしれませんし、

- 自分の抱えている悩みや不安、不満などを人に話す
- 適度に体を動かしたり、旅行をしたりして気分転換を図る
- ビタミンやマグネシウム、カルシウムなどを摂取して、ストレス耐性を強化する
- ゆっくり入浴し、リラックスする
- しっかり睡眠をとり、心身を休める

といった具合に、物理的にストレスを解消する方法もあるでしょう。

頭はストレスでこりやすく、心身のさまざまなトラブルのもとになる

しかしみなさんの中には、次のようにおっしゃる方もいるかもしれません。

「ストレスの原因が多すぎて、全部を取り除くのは難しい」
「わかってはいるけど、自分のものの考え方や性格は、なかなか変えられない」
「人に話しても、ストレスは解消されない」
「ゆっくり眠ったり食事をとったり、旅行に出たりする時間さえとれない」

そんな方におすすめしたいのが、頭蓋骨マッサージです。

詳しいやり方についてはＰＡＲＴ１に書いてありますが、頭蓋骨マッサージは、一回たった３分程度、頭をマッサージするだけです。
仕事や家事、勉強の合間に、入浴時に、寝る前のちょっとした時間に……。どのタイミングでやっていただいてもかまいません。
また、使うのは、自分の手だけなので、特別な道具は必要ありません。
それだけで、過剰なストレスを解消することができるのです。

「頭をマッサージするだけで、本当にストレスが解消できるのか」と疑問に思われる方もいるかもしれませんが、実は頭とストレスには、深い関係があります。

人がストレスを感じると、頭に、必ずこりが生じます。

脳が考えごとをしたり、ストレスを感じたりすると、頭の筋肉はどうしても疲労したり緊張したりしがちです。

ストレスがかかり続ければ、頭の筋肉はどんどん疲労して硬くなり、血流も悪くなって、こりが生じます。

ところが頭のこりは、首や肩のこりに比べて自覚されにくく、放置されがちです。

一方で、**脳には、体の状態をコントロールするという働きもあります。**

硬くなった頭の筋肉、つまりこりが、頭の血管やリンパ、神経などを圧迫すると、体の情報をキャッチしたり、体に指令を出したりすることが、スムーズにできなくなります。

たとえもともとのストレスが解消されても、頭がこったままだと、心身にさまざまなトラブルが起こり、新たなストレスが生まれてしまいます。

だからこそ、頭蓋骨マッサージによって頭のこりをほぐすことは、ストレス解消においても、ストレスからくる心身の不調の改善においても、非常に大事なのです。

触ればわかる！
頭のこりは、
あなたのストレスのバロメーター

頭皮を触るだけで、あなたの頭のこり具合がわかる

それでは、ストレスがたまるとなぜ、どのように頭がこるのか、もう少し詳しく説明しましょう。

「こり」とは、筋肉が硬直し、柔軟性を失った状態を指します。

筋肉を使いすぎたり、長時間同じ姿勢をとり続けたり、筋肉が緊張し続けたりすると、筋肉は疲労し、硬くなり、筋肉の中には、「疲労物質」と呼ばれる乳酸《にゅうさん》などの老廃物が発生します。

一方、筋肉中や筋肉周辺の血管やリンパなどは、硬くなった筋肉に圧迫されて収縮し、流れが悪くなるため、筋《きん》細胞に十分な栄養や酸素が運ばれなくなり、二酸化炭素

や乳酸などの老廃物も排出されにくくなって、たまっていきます。

そのため、筋肉がますます疲労して硬くなり、こりがひどくなる……という悪循環が生まれます。


頭蓋骨と頭皮の間には薄い筋肉があり、頭の前方、額のあたりの筋肉は「前頭筋」、頭の横、耳の上あたりの筋肉は「側頭筋」、後頭部の筋肉は「後頭筋」といいます。

他の場所の筋肉同様、**ストレスを感じると、頭の筋肉も緊張しますし、その状態が続けば疲労し、硬くなり、血流やリンパなどの流れも悪くなります。**

- 頭皮を指で押したとき、頭皮が動かなかったり、硬さを感じたりする
- 頭皮を2本の指でつまんだとき、うまくつまめなかったり、痛みを感じたりする
- 額の、髪の生え際を押した後、へこみが戻りにくかったり、指の跡が残ったりする

というのは、頭がこっている証拠です。

また、頭皮の色が黄色っぽいのはストレスや疲れがたまっている証拠、赤みがかっているのは血液の流れが悪い証拠、頭皮がブヨブヨしているのは、リンパの流れが悪い証拠、といえます。

ストレスは側頭筋のこりにあらわれやすい

なお、ストレスの原因などによって、こる場所は変わってきます。

頭の筋肉の中でも、**頭の両サイド、こめかみから耳の上の周辺にあり、あごの筋肉と連動している側頭筋は、特にこりやすい**といえます。

側頭筋は、ものを見るときにも、ものを食べるときにも酷使され、疲れやすいからです。

さらに**側頭筋には、食いしばりや歯ぎしりによる過大な負荷もかかります。**

何かに集中しているときやストレスを感じているとき、あるいは眠っている間に、人は無意識のうちに、歯を食いしばったり歯ぎしりをしたりしています。

交感神経が優位になると、体が食いしばりや歯ぎしりによって、たまったストレスを発散しようとするのです。

ところがその結果、側頭筋がこり、頭痛や目の奥の痛みなどが生じたり、側頭部がはって、頭の幅が広がったりしてしまいます。

また、側頭筋がこって硬くなり、委縮すると、さらに食いしばりや歯ぎしりがひどくなるという悪循環も起こります。

なお、食いしばりや歯ぎしりの癖があると、首や肩がこる、歯周病が進行する、歯が欠ける、顎《がく》関節症になる、といったことが起こりやすくなります。

眠っている間に食いしばりや歯ぎしりをしているということは、体が緊張状態にあるということでもあり、睡眠も浅くなりがちです。

もちろん、こるのは側頭筋だけではありません。

脳の前頭葉《ぜんとうよう》は、思考や意思などを司っており、**ものを考えたり、悩んだりすることが多い人は、前頭葉を酷使しているため、特に前頭筋がこりやすい**といわれています。

「眉間《みけん》にシワが寄る」という表現がありますが、それはまさに、人が考えごとをするとき、前頭筋を使っている証しだといえるかもしれません。

一方、後頭葉《こうとうよう》は視覚情報の処理をしており、後頭筋は首や肩、背中の筋肉にもつながっています。

パソコンやスマホの見すぎ、使いすぎなどによって疲れやストレスを感じている人、肩や首がこりやすい人は、後頭筋もこりやすいといえるでしょう。

1回3分の頭蓋骨マッサージで、
頭のこりをほぐしながら、
大事なツボを刺激する!

4ステップで頭のこりをもみほぐす、頭蓋骨マッサージ

頭蓋骨マッサージのやり方については、PART1で説明しましたが、ここでは、頭蓋骨マッサージにどのような効果があるのか、具体的にお話ししましょう。

頭蓋骨マッサージは、

①耳の上のマッサージ
②こめかみのマッサージ
③後頭部のマッサージ
④側頭部を温め、リラックス

の4つのステップから成っています。

「頭蓋骨マッサージ」と名づけていますが、頭蓋骨矯正などを行うわけではありません。**実際にもみほぐし、こりをとるのは、頭の筋肉です。**

しかし、ただ頭皮の表面をもむだけではあまり意味がないので、「頭蓋骨をもみほぐすつもりで」マッサージをしていただければ、と思っています。

耳の上とこめかみのマッサージで、側頭筋のこりをほぐす

それでは、各ステップの意味や効果について、お話ししましょう。

まず、①耳の上のマッサージ。

これは、頭の筋肉の中でも特にこりやすい、**側頭筋をもみほぐす**ために行います。マッサージするとき、おそらくほとんどの方が、この部分がこっていることを実感されるのではないかと思います。

耳の上のマッサージは、ストレスの解消はもちろん、食いしばりや歯ぎしりの改善につながります。

また、この部分には

- 頭全体を軽くし、頭痛、眼精疲労、耳鳴りなどの改善、脱毛予防に効果があるといわれている、「角孫《かくそん》」
- 頭部の血行を良くし、頭痛、耳鳴りなどの改善に効果があるといわれている「率谷《そっこく》」

という、2つのツボがあります。

次に、②こめかみのマッサージ。

これは、側頭筋のうち、特に**目のまわりのこりをほぐす**ために行います。

パソコンやスマホの見すぎによる目の疲れやストレスを感じている方は、このマッサージを行えば、目も気持ちもかなりすっきりするはずです。

なお、この部分には、

- 頭痛、目の疲れ、耳鳴りなどの改善に効果があるといわれている「和髎《わりょう》」
- 眼精疲労、目の痛みや充血、かすみ目、老眼などの改善に効果があるといわれている「太陽《たいよう》」

の2つのツボがあります。

マッサージ後の「温め」が、効果をいっそう高める！

そして、③後頭部のマッサージ。

これは、**後頭筋のこりをほぐす**ために行います。

この部分には、

- 自律神経のバランスを整え、頭痛や精神的疲労、目の疲れや充血、鼻炎、肩や首のこりなどの改善、血圧の安定、脱毛予防に効果があるといわれている「天柱《てんちゅう》」
- 頭痛、肩こり、視力低下や眼病、鼻や耳の不調、不眠などの改善、血圧の安定、血行の促進に効果があるといわれている「風池《ふうち》」

・頭痛、肩や首のこり、眼精疲労、めまい、顔のむくみ、肌荒れなどの改善、血行の促進に効果があるといわれている「完骨《かんこつ》」

・頭痛、頭重感《ずじゅう》、首のこり、鼻水や鼻血、不眠症の改善などに効果があるといわれている「瘂門《あもん》」

といった重要なツボが集まっており、もみほぐすことで、ストレスの解消はもちろん、

・頭痛、頭重感
・肩や首のこり
・目や鼻、耳の不調
・不眠
・高血圧
・血行不良

・**集中力ややる気の欠如**

などが改善されると考えられます。

最後に、④側頭部を温め、リラックス。

実はこの④が、頭蓋骨マッサージの、一番の肝だといってもいいかもしれません。

ただもむだけでなく、一通りマッサージをした後で、目をつぶり、手を側頭部にあて、温めながらリラックスする。

それが、**①～③のマッサージの効果をより高め、ストレスの解消につながります。**

実際にやっていただければ、必ず効果を感じていただけると思います。

一回3分程度で、ストレスが緩和される頭蓋骨マッサージ。

みなさん、ぜひ試してみてください。

PART 3

頭蓋骨マッサージで体がラクになった！体験談

60代／女性／主婦

頭蓋骨マッサージで寝つきがよくなり、メニエール病も改善！

歳をとってから、健康面で不安を覚えることが多くなり、それが私にとってはストレスになっていました。

特につらいのが、夜、ゆっくり寝られないこと。

もともと冷えやすく、布団に入っても手足が冷えて寝つきが悪かったのですが、加齢によるものなのか、それがますますひどくなり、夜も頻繁に目が覚めてしまいます。

また、あるときからめまいの発作がしばしば起こるようになり、病院に行ったところ、**メニエール病と診断されました。**

そんな折、以前から寺林先生の施術を受けていた娘から、寺林先生の治療院に行ってみてはどうかとすすめられました。

今までマッサージを受けたことはなかったのですが、「少しでもよくなれば」と思い、伺ってみたところ、先生は私の頭を触り「かなりこってますね」とおっしゃいました。

それから頭のマッサージをしていただいたのですが、まず**頭の中がスッキリして、気分がよくなりました。**

その後、寺林先生から教わった頭蓋骨マッサージを毎日やり続けたところ、冷えがやわらぎ、夜の寝つきもよくなりました。

さらに、**めまいの発作もまったく起きなくなった**のです。

おかげさまで、ストレスのない、快適な毎日を過ごせるようになり、寺林先生には本当に感謝しています。

多忙によるストレスで、体のあちこちにあらわれていた不調が改善！

40代／男性／会社員

1年前に新規事業の立ち上げに関わることになり、急激に忙しくなりました。ゆっくり食事をとる暇もなく、また通勤に往復2時間以上かかるので、夜もゆっくり風呂に入ったり、眠ったりする余裕がありません。

休日出勤もたびたびあり、疲れがとれない日々が続いていました。

多忙な日々は半年ほどでピークを過ぎ、少し時間に余裕ができるようになったのですが、**肩こりや目の疲れなど、ストレスの多かった時期に始まった体の不調が、なかなか改善されません。**

さらに、会社の健康診断では、**血圧がかなり高くなっていて**、ショックを受けました。

そこで、久しぶりに寺林先生の治療を受けました。

多忙だったころは、なかなか時間的に余裕がなくて、伺うことができなかったのです。

以前も先生には、毎回頭のマッサージをしていただいていたのですが、久々にやってもらうと、目の前が急に明るくなったような感じがありました。

先生曰く、「**仕事が落ち着いても、頭の筋肉が緊張したままで、それがストレスになっている**んですね」とのこと。

最近は毎日、頭蓋骨マッサージをやっているのですが、**体の不調がかなり改善され、血圧の数値も安定**しています。

30代／女性／ショップ店員

頭蓋骨マッサージで、頑固だった頭痛や腰痛が和らいだ！

私はずっと、**慢性的な頭痛に悩まされていました。**

頭を締めつけられるような痛みや吐き気、めまいに襲われ、バックヤードで休ませてもらうこともしばしば。

また、立ち仕事が多いせいか、腰痛もひどく、よくマッサージに行って腰をもんでもらっていたのですが、なかなか改善する気配がありません。

あるとき、本で寺林先生の治療院のことを知り、興味を惹かれて行ってみることに。

頭痛や腰痛の話をすると、先生は「頭がこっているせいかもしれませんね」とおっしゃいました。

「頭痛はともかく、なぜ腰痛と頭が関係するのだろう」と思いながらも、その日は全身のマッサージと、頭のマッサージを受けました。

施術後、先生から頭蓋骨マッサージの方法を教わりました。

「そんなに大変じゃないし、これで頭痛や腰痛が治ればもうけもの」くらいの気持ちで、半信半疑のまま、毎日続けたところ、びっくりしました。

頭のこりを感じなくなってしばらく経ったころに、あんなに**頑固だった頭痛や腰痛がかなり和らいだ**のです。

先生がおっしゃるには、**頭痛も腰痛もストレスからきている**のだろう、とのこと。

たしかに、仕事でストレスを抱えることが多いため、それが体の不調につながっていたのかもしれません。

今後も頭蓋骨マッサージで、頭のこりをこまめにほぐしていこうと思います。

PART 4

ストレスからくる
ひどい頭痛、肩こり、
体の悩みを一気に解消!

頭の緊張をもみほぐし、慢性的な頭痛を改善する！

「たかが頭痛」ではない。慢性頭痛はこんなにつらい

ストレス、そして頭のこりは、さまざまな体の不調や病気をもたらします。

中でも「慢性頭痛」は、頭のこりと非常に関係が深いといえるでしょう。

慢性頭痛とは、繰り返し起こる頭痛のことで、風邪や二日酔いなどによる一過性の頭痛や、くも膜下出血や脳出血といった病気によって引き起こされる頭痛とは異なります。

慢性頭痛に悩まされている人はかなり多く、**日本人の3〜4人に1人は、「頭痛持ち」であるともいわれています。**

なお、慢性頭痛は、大きく次の3つに分けられます。

・緊張型頭痛
・片《へん》頭痛
・群発《ぐんぱつ》頭痛

緊張型頭痛は、年齢や性別に関係なく発症し、頭のまわりを締めつけられるような、鈍い痛みに襲われます。

ときどき発作が起こる「反復性緊張型頭痛」と、3か月以上にわたり、毎日のように発作が起こる「慢性緊張型頭痛」があり、肩や首のこり、眼精《がんせい》疲労、吐き気、めまい、ふらつき、全身のだるさなどを伴うこともあります。

一方、片頭痛は、20~40代の女性に多いといわれています。

頭の片側もしくは両側に脈打つようなズキズキとした痛みが生じ、吐き気がしたり、光や音、臭いなどに敏感になったり、といった症状を伴うこともあります。

発作は週に1~2回とか、月に1~2回といった具合に間欠《かんけつ》的に起こり、痛みは4

時間から数日間続きます。
また、緊張型頭痛と片頭痛を併せ持つ人もいます。

群発頭痛については、従来は20～30代の男性が発症することが多いといわれていましたが、最近では幅広い世代の女性にもみられるようになっているそうです。

発作は、季節の変わり目などに1～2か月間、群発的に起こり、片方の目の奥をえぐられるような痛みに襲われます。

痛みは明け方に起こることが多く、1～2時間続き、目が充血する、涙や鼻水が出る、などの症状を伴うこともあります。

緊張型頭痛や片頭痛に比べ、患者数ははるかに少ないのですが、痛みの度合いは心筋梗塞、尿管結石《にょうかんけっせき》と共に「三大激痛」と称されるほど激しく、仕事を長期にわたって休んだり、辞めたりするケースも多いようです。

頭や首などの筋肉の緊張が、緊張型頭痛の原因となっている

慢性頭痛のうち、緊張型頭痛は、**頭から背中にかけての筋肉が緊張することによって起こる**といわれています。

ねこ背の人や、長時間デスクワークをしている人は、どうしても頭や首、肩、背中などの筋肉に余計な負担がかかります。

すると筋肉が緊張し、筋肉中の血管が収縮して血行が悪くなり、乳酸などの老廃物が排出されにくくなって、筋肉中にたまっていきます。

それが神経を刺激し、痛みを引き起こすと考えられているのです。

そして、姿勢の悪さだけでなく、**精神的なストレスもまた、緊張性頭痛を引き起こ**

します。

ストレスを感じている状態が長期間続くと、交感神経の作用により、やはり筋肉が緊張し、血行が悪くなるからです。

さらに、**ストレスが続くと、脳内の痛みを調整する機能が低下し、筋肉が緊張していなくても頭痛が起こる**ようになる、ともいわれています。

ストレスから解放された後に発生しやすい、片頭痛

一方、片頭痛が起こる原因については、まだ完全に明らかになってはいません。

ただ、深刻な悩みが解決したときや責任の重い仕事をやり終えたときなど、**大きなストレスから解放されたとたんに起こることが多い**ため、「ストレスによって長期間収縮していた血管が一気に広がり、その周囲に炎症が起きて、痛みが発生するのではないか」とも考えられています。

なお、寝すぎや寝不足、低血糖、疲労、女性ホルモン（エストロゲン）の分泌量の変化、急激な気候や気圧の変化、特定の食品（アルコールやチーズ、亜硝酸ナトリウムなど）がきっかけとなって、片頭痛が起こることもあるようです。

群発頭痛の原因についても、まだ明らかにされていませんが、「目の後ろを通っている血管（内頸動脈《ないけいどうみゃく》）が広がり、その周辺に炎症が起きて、痛みが発生するのではないか」と考えられています。

また、**喫煙や飲酒、気圧の変化、そしてストレスなどが、群発頭痛が起こるきっかけになっているの**ではないか、ともいわれています。

ストレスの解消が、頭痛を遠ざける

慢性頭痛に関しては、まだ解明されていないことが多く、頭痛の種類によって、予防や治療の方法は異なります。

ただ、いずれの場合も、**発症を防いだり症状の悪化を食い止めたりするうえで、心身のストレスの解消が有効であること**は、間違いないようです。

特に緊張型頭痛の人は、必ず頭の筋肉がこっており、それがさらにストレスとなって、頭痛を悪化させているはずです。

厄介な頭痛を遠ざけるために、

- できるだけ正しい姿勢を保ち、長時間、同じ姿勢をとり続けないようにする
- 適度な運動や入浴により、体をあたため、ほぐす

といったことを心がけつつ、頭蓋骨マッサージで頭のこりをこまめにほぐすようにしましょう。

肩こり、目の疲れを改善し、
痛み知らずの体になる！

首や肩、腰などの痛みも、ストレスから

みなさんの中に、首や肩、腰などの痛みを感じている人はいませんか?

こうした痛みの中には、背骨・骨盤のゆがみや姿勢の悪さが原因となっているもの、心臓や腎臓、すい臓など、内臓の病気から生じるものもありますが、**精神的なストレスからきているものも少なくありません。**

ストレスを感じると、交感神経が優位になって、筋肉や神経が緊張し、血管が収縮します。

特に首や肩、腰あたりは血液の流れが滞りやすく、細胞に十分な酸素や栄養がいきわたらなくなったり、乳酸などの老廃物がうまく排出されず、たまっていったりする

ため、筋肉はどんどん疲労し、硬くなり、こりや痛みを生じるようになるのです。
また、**硬くなった筋肉や、栄養不足によって炎症を起こした細胞が、首や肩、腰などの神経を刺激し、痛みやしびれが起こる**こともあります。

ストレスが一時的なものであれば、やがて副交感神経が優位になり、リラックス状態が訪れますが、ストレスが続き、十分な睡眠や休息をとれないと、こりや疲労が蓄積し、痛みが慢性化してしまいます。

ストレスは、眼精疲労を悪化させる

ほかに、疲れ目（眼精疲労）も、ストレスと関わりの深い症状です。

眼精疲労の主な原因としては、

- パソコンやスマホの見すぎなどによる、目の酷使
- 近視や乱視、老眼、眼鏡やコンタクトレンズによる矯正《きょうせい》不良
- ドライアイ、緑内障《りょくないしょう》など、目の病気
- 風邪、更年期《こうねんき》障害など、疾病《しっぺい》の影響

などがありますが、近年、ストレスによる眼精疲労も増えているといわれています。

ストレスを感じ、交感神経が優位になると、目の周辺の筋肉も過度に緊張します。

また、テレビやパソコンの画面の光は交感神経を刺激しやすく、筋肉をより緊張させます。

すると、血行が悪くなって、目の周辺の筋肉や細胞に酸素や栄養がいきわたりにくくなり、目が疲れやすくなったり、痛みを感じたりするようになるのです。

さらに、自律神経のバランスが乱れると、目のピントが合わせづらくなり、ますま

す目に負担がかかるようになります。
ストレスは、眼精疲労にとっても大敵なのです。

頭のこりをとると、脳と体の情報交換がスムーズになる

私は施術の際、必ず頭蓋骨マッサージを行っているのですが、「腰痛がひどく、どんなに腰をもんでも治らなかったのに、頭蓋骨マッサージをしてもらったら、痛みがひいた」「肩が楽になった」「目がスッキリした」といった声をよく聞きます。

頭がこっていると、硬くなった筋肉が、頭の血流やリンパ、神経などの流れを妨げます。

そのため、**頭蓋骨マッサージを行って、頭のこりをとると、脳と体の間の情報交換**

がスムーズになり、体のさまざまな不調が改善されやすいのです。

ストレスによって体に痛みが生じると、それがまた新たなストレスになるという悪循環が生まれるため、深刻化する前に、こまめにストレスを解消する必要があります。

- 重労働をしたわけでもないのに、首や肩や腰がこっている
- ずっと肩が重い
- 肩や腰に鈍い痛みがある
- 慢性的な目の疲れ、痛みを感じる

といった症状を抱えている方は、ぜひ頭蓋骨マッサージを試してみてください。

胃腸の調子を整え、
食欲不振や下痢、便秘を改善！

抗ストレスホルモン・コルチゾールが、食欲不振を引き起こす

ストレスは、胃腸にもさまざまな不具合を生じさせます。

たとえば、食欲不振。

「大きな悩みごとや心配ごとがあって、食事がのどを通らない」という経験をしたことがある人は、少なくないでしょう。

ストレスを受け、交感神経が優位になると、体はストレスと戦うため、脳や心臓、肺、筋肉などに、いつもより多くの血液、糖分、酸素などを送り込みます。

その分、**胃や腸などに送られる血液などが減って消化機能が低下し、食べたものを**

きちんと消化できなくなったり、食欲を失ったり、といったことが起こるのです。

また、人間の食欲は、脳の視床下部《ししょうかぶ》にある「摂食中枢《せっしょくちゅうすう》」と「満腹中枢」とによってコントロールされています。

体がエネルギー不足に陥ると、摂食中枢が刺激され、人は空腹感を覚えます。

逆に食事をとり、血液中のブドウ糖が増えると、満腹中枢が刺激され、人は満腹感を覚えます。

ところが、ストレスを感じたときに分泌される、抗ストレスホルモンのコルチゾールには、筋肉を分解し、ブドウ糖をつくる働きがあります。

そのため、**ストレスがかかると、食事をしていなくても血糖値が上昇して、満腹中枢が「エネルギーが補給された」と錯覚し、「何も食べたくない」「食べ物がのどを通らない」という気持ちになってしまう**のです。

胃の病気は、自律神経の乱れから生じる

よく「ストレスで胃が痛くなる」という言葉を耳にしますが、ストレスはときに、胃に深刻なダメージを与えます。

ストレスがもたらす胃の病気には、「急性胃炎」「慢性胃炎」「神経性胃炎」「急性胃潰瘍」などがあり、これらはいずれも、自律神経のバランスの乱れによって生じます。

私たちが食事をとると、通常は体がリラックス状態になり、胃や腸での消化を促す副交感神経が優位になって、適度な量の胃酸が分泌されます。

胃酸には、食べ物と一緒に入ってきた細菌などを殺す働きもあり、酸性度が高いため、このとき、胃の粘膜を守る粘液も分泌されます。

副交感神経が優位なときは血流もよく、この粘液が十分にいきわたります。

しかし、**過剰なストレスによって交感神経が優位な状態が続くと、胃の血管が収縮して血流が悪くなり、粘液の分泌量が減少します。**すると、胃の粘膜が胃酸にさらされ、傷ついてしまいます。

逆に、交感神経が優位な状態が続いた後、高ぶった交感神経を抑えるために、反動で副交感神経が働きすぎてしまい、胃酸が過剰に分泌されて、胃の粘膜を傷つけることもあります。

こうして胃の粘膜が傷つくと、炎症が起き、急性胃炎や慢性胃炎が発生するのです。

なお、神経性胃炎は、自律神経の乱れによって胃の働きがコントロールできなくなり、蠕動《ぜんどう》運動（食べたものを運ぶ働き）が正常に行われなくなったり、胃酸が過剰に分泌されたりするもので、胃が痛む、胃がもたれる、胸やけがする、食欲が低下する、といった症状が起こります。

急性胃潰瘍も、やはり自律神経の乱れによって胃酸が過剰に分泌され、胃の粘膜が傷ついて、表面がただれたり、穴があいてしまったりするもので、悪化すると、激しい痛みや出血などの症状が出ることもあります。

ストレスの影響を受けやすい腸は、「第二の脳」「考える器官」

ストレスは、腸にもダメージを与えます。

「第二の脳」「考える器官」といわれる腸は、多くの神経や血管が集まるデリケートな臓器です。

しかも脳と腸には「脳腸相関」と呼ばれる密接な結びつきがあると考えられており、

それだけ腸は、ストレスの影響を受けやすいといえるでしょう。

ストレスによる腸の病気として、よく知られているのが、「過敏性腸症候群」です。

これは、腸自体には炎症や潰瘍などの異常がないのに、腹痛を伴った下痢や便秘が慢性的に繰り返されるというもので、下痢型、便秘型、下痢と便秘が交互に起こる交替型などのタイプがあり、痛みの程度もさまざまです。

では、なぜ下痢や便秘が起こるのでしょう。

私たちが食べたものは、胃などで消化された後、腸へ運ばれ、栄養分については小腸で吸収され、残りかすは大腸へ進みます。

この残りかすには多くの水分が含まれていますが、通常は大腸でゆっくりと水分が吸収され、最終的に、適度な硬さの便となって、排泄《はいせつ》されます。

こうした腸の動きは、自律神経によってコントロールされています。

しかし、**ストレスを感じて自律神経のバランスが崩れると、腸内の水分調整がうま**

くいかなくなったり、便を送り出す腸の蠕動運動が過剰になったり停滞したりします。その結果、水分量の多い便が排泄されたり、逆に水分が吸収されすぎてしまい、便が排泄されにくくなったりするのです。

ノルアドレナリンやセロトニンがストレス性の下痢を引き起こす？

なお、自律神経の乱れだけでなく、**ストレスを受けたときに分泌される神経伝達物質も、過敏性腸症候群に関わっている**といわれています。

ストレスによって交感神経が優位になると、ドーパミンとノルアドレナリン、そしてセロトニンが活発に分泌されます。

ノルアドレナリンには、大腸菌を増殖させる作用があるのですが、小腸はこれを異物とみなし、体外へ排出しようと激しく動きます。

その結果、十分に消化されないまま、食べ物のカスが大腸に運ばれ、下痢の原因になると考えられているのです。

また、体内のセロトニンの9割以上は腸にあり、腸内のセロトニンは、腸の蠕動運動に作用しているといわれています。

ストレスを感じると、腸内セロトニンが多く分泌されて、蠕動運動が過剰に活発になります。

すると、水分が十分に吸収されないまま便が排泄され、これもやはり下痢の原因となるわけです。

一度、ストレス性の下痢や便秘になると、「また下痢としてしまうのではないだろうか」「また便が出ないのではないだろうか」といった不安が起こり、それがさらなるストレスとなってしまいがちです。

その結果、下痢や便秘が慢性化したり、悪化したりすることも少なくありません。

ストレスによる胃腸の不具合が起こるのを予防したり、慢性化・悪化したりするのを防ぐためにも、

- 胃に負担をかけないよう、消化のいいものを食べる
- 食物繊維やビフィズス菌、オリゴ糖などを摂取し、腸内環境を整える
- 規則正しい生活を送る

など、ふだんから胃腸を直接的にケアする対策をとると同時に、食事の前後にはできるだけリラックスすること、頭蓋骨マッサージで頭のこりをほぐし、ストレスを解消することなどを心がけましょう。

健康や美容の大敵、「冷え」にさようなら！

冷えは免疫力や基礎代謝を低下させる

ストレスは、体に「冷え」ももたらします。

冷えとは、体温が著しく低い状態のことであり、決して病気ではありません。しかし**「冷えは万病の元」ともいわれており、さまざまな病気や不具合の原因となります。**

一度体が冷えると、放熱によってさらに体温が下がるのを防ぐため、体は末梢《まっしょう》の血管を収縮させます。

すると、血流が悪くなり、必要な酸素や栄養、ホルモンなどが体の各所に運ばれなくなるため、細胞や臓器がきちんと働けなくなります。

そのため、冷えの状態が続くと、「厚着をしたりお風呂に入ったりしても、体が温まらない」「布団に入っても手足が冷たく、寝つけない」といった症状に加え、疲労、頭痛、肩こり、胃もたれ、腹痛、便秘、下痢、生理不順などが起こりやすくなります。

また、**冷えは免疫力を低下させるため、風邪をひきやすくなったり、がんなどの病気にかかるリスクが高くなったりします。**

体温が低くなると、免疫細胞のエネルギー源となる酵素の生産量が減り、免疫細胞の働きが鈍くなってしまうのです。

さらに、冷えはダイエットやアンチエイジングの妨げにもなります。**内臓の温度が1度下がると、基礎代謝は12％も下がるといわれています。**

冷えると、体が脂肪を貯めこもうとするうえ、エネルギーの消費量が落ちて、やせにくくなったり、新陳代謝のスピードが遅くなって老化が進んだりする可能性があるのです。

筋肉の量が少ないと、体は冷える

なお、ひと口に「冷え」といっても、さまざまなタイプがあり、原因や対処方法は、それぞれ異なります。

まず一つは、筋肉の量が少ないことによる冷えです。

筋肉量が多ければ多いほど、代謝が活発になり、「熱」が生み出されます。筋肉の量が少ないと、そのぶん、筋肉でつくられる熱量も少ないため、なかなか体温が上がりません。

適度な運動を行い、筋肉量が増えれば、こうした冷えを改善することができます。

また、喫煙の習慣があったり、動脈硬化が進行し血管が硬くなっていたり、糖尿病などにより血液がドロドロになっていたりすると、血行不良により、末端の細胞にまで酸素や栄養などがいきわたらず、冷えが生じることがありますし、体を冷やすような飲食物のとりすぎ、冷房へのあたりすぎなども、冷えの原因となります。

これらについては、生活習慣を見直したり、病気の治療を行ったりすることが、冷えの改善につながります。

気づかれにくい、ストレスによる冷え

一方で近年、増えているといわれているのが、「ストレスによる冷え」です。

ストレスを受けると交感神経が優位になり、血管が収縮するため、血流が悪くなり、体が冷えやすくなります。

さらに、自律神経はふだん、発汗などによって体温を調節していますが、**交感神経が優位な状態が続くと、副交感神経との切り替えがスムーズにいかなくなり、体温調節機能がうまく働かなくなってしまいます。**

そのため、ストレスによる冷えには、ほかの原因による冷えに比べ、

- 汗をかきにくいが、手のひらや足の裏、ワキなどに、部分的に汗をかく
- 体の内側が冷えているため、外側から体を温めてもあまり効果がない
- 体が常に緊張状態にあるため、眠りが浅く、肩や腰などがこっている
- イライラや不安感が強い

など、自律神経のバランスの乱れからくる特徴が、より顕著に見られます。

冷えを自覚しづらいのも、ストレスによる冷えの特徴です。

そのため、本人は「体が冷えている」とは思いもよらず、どんどん体を冷やすようなことをしてしまい、

・冷えが改善せず、冷えによる体調不良などがストレスとなる

⬅

・交感神経が優位な状態・血行不良が続く

⬅

・冷えが悪化し、さらに自律神経が乱れる

といった悪循環が生じ、気がつくと重度の冷えを起こしていることもあります。

そして悪化した際には、心身全般にダメージが及ぶことが多く、全身の倦怠感や自律神経失調症、抑うつ状態といった深刻な症状や、全身の不調などを併発してしまいがちです。

ストレスによる冷えを改善するためには、「体を温めるような食材をとる」「体温を調整しやすいよう、薄手の衣服を重ね着する」といった対策をとるとともに、

- 一日の終わりにゆっくりと入浴し、リラックスしながら体を温めること
- 規則正しい生活を送り、パソコンやスマートフォンを見る時間を減らし、十分な睡眠をとること

などにより、自律神経のバランスを整える必要があります。

また、ストレス源自体を取り除くことは難しいかもしれませんが、頭蓋骨マッサージで頭のこりをほぐし、ストレスを解消するのも、ストレスからくる冷えには効果があるはずです。

ホルモンバランスの乱れを整え、更年期障害の症状を改善

人体には100種類以上もの ホルモンが存在している

人間の体内にはさまざまなホルモンが存在します。

人体には、異なる役割をもったホルモンが100種類以上あるといわれており、相互に影響しあいながら、体のさまざまな働きを調節しています。

心身が健康なとき、ホルモンが分泌されるタイミングや量はきちんとコントロールされていますが、何らかの原因で分泌されるホルモンの量が増えすぎたり減りすぎたりすると、バランスが崩れ、体に不具合が生じることになります。

そして、**過剰なストレスは、ホルモンのバランスが崩れる原因の一つとなります。**

自律神経が乱れたり、頭がこったりすることによって、血液や神経などの流れが妨げられると、ホルモンの分泌や生成に関する脳からの指令がうまく伝わらなかったり、ホルモンの運搬が滞ったりするからです。

生理不順の大きな原因となる、ストレス

女性の生理は、特に「ストレスによるホルモンバランスの乱れ」の影響を受けやすいといえるかもしれません。

正常な生理の周期は、だいたい28日前後、出血が起こるのは3～7日程度であり、その周期は、基本的には、卵巣でつくられるエストロゲンやプロゲステロンといった女性ホルモンがバランスよく分泌されることによって、コントロールされています。

エストロゲンには、子宮の発育や子宮内膜《ないまく》の増殖を促すほか、コラーゲンの生成を促して肌のハリや潤いを保ち、骨や血管を丈夫にし、育毛を促す、善玉コレステロールを増やすといった働きがあります。

またプロゲステロンには、子宮内膜を柔らかくし、基礎体温を上げるなどして、妊娠しやすい体をつくり、妊娠状態を維持するほか、皮脂の分泌を促す働きがあります。

ところが、何らかの理由で2つのホルモンのバランスが崩れると、「生理の間隔が一定でない」「長い間出血が続く」といった症状が現れます。

このような、いわゆる「生理不順」をもたらす原因としては、「過度のダイエット」「食生活の偏り」「冷え」「子宮筋腫などの病気」などが考えられますが、中でも特に大きな影響を与えているのが、ストレスだといわれています。

ストレスを抱えている人は、更年期障害の症状が重くなりやすい？

また、更年期障害も、ストレスの影響を強く受けます。

更年期障害は、閉経前後（45〜55歳くらい）に、エストロゲンやプロゲステロンの分泌量が急激に減少することにより、ホルモンのバランスが崩れ、ホットフラッシュ（急なほてり、のぼせ、大量の発汗）、動悸《どうき》、息切れ、めまい、高血圧、憂うつ、集中力の低下などの症状があらわれるというものです。

ストレスを抱えている人は、こうした症状が強くあらわれやすいといわれています。エストロゲンには交感神経の活動を抑制し、副交感神経の活動を促進するという働きがあり、エストロゲンが減少すると、自律神経のバランスが崩れ、交感神経が優位になりがちです。

ストレスを抱えている人は交感神経が優位になっていますが、そこに、エストロゲンの減少による影響が加わるため、どうしても症状が重くなってしまいやすいのです。

さらに、更年期障害からくる心身の不調や、体の変化などに伴う悩み・不安は、それ自体が大きなストレスともなります。

ストレスが、性ホルモンやＤＨＥＡの分泌を妨げる

また、**更年期障害には、女性ホルモンだけでなく、副腎皮質でつくられる性ホルモンの一種である、ＤＨＥＡ（デヒドロアピアンドロステロン）も、関係しています。**

ＤＨＥＡは、「マザー・ホルモン」とも呼ばれており、体内で男性ホルモンのテストステロンや女性ホルモンなど、50種類ものホルモンに変わります。

男性にも女性ホルモンが、女性にも男性ホルモンが多少は必要であり、それぞれ、ＤＨＥＡ由来の性ホルモンに助けられています。

更年期の女性にとって、ＤＨＥＡ由来の女性ホルモンは非常に重要です。

閉経後数年で、卵巣から分泌されるエストロゲンはそれまでの40％程度になり、プロゲステロンはほぼ分泌されなくなりますが、ＤＨＥＡが分泌されていれば、急激に

ホルモンのバランスが崩れることはなく、更年期障害の症状も緩和されるからです。

男性にとっても、ＤＨＥＡは大事です。

男性ホルモンのうち、95％は精巣でつくられるテストステロンです。

個人差はあるものの、更年期を迎えるころ、男性の体でもテストステロンが減少することが多く、いわゆる「男性の更年期障害」の症状があらわれるようになります。

そして、男性ホルモンの５％はＤＨＥＡであり、精巣でつくられるテストステロンが減少すると、ＤＨＥＡが活性化することがわかっています。

ところが、**ストレスは、性ホルモンやＤＨＥＡの分泌を妨げます。**

卵巣や精巣でつくられる性ホルモンも、副腎皮質でつくられるＤＨＥＡも、肝臓でつくられるコレステロールを原料としています。

副腎皮質では、抗ストレスホルモンであるコルチゾールもつくられていますが、ストレスがかかると、脳はコルチゾールを優先的に分泌しようとします。

その結果、卵巣や精巣に回るコレステロールの量が減り、性ホルモンの質や量、濃度が低下してしまうのです。

またストレスがかかると、**副腎もコルチゾールやアドレナリン、ノルアドレナリンを出すことを優先し、DHEAの分泌を後回しにしてしまいます。**

長くストレスがかかり続けると、副腎自体が疲れてしまうこともあります。

こうした理由から、本来、女性ホルモンや男性ホルモンの減少による影響をカバーしてくれる存在であるDHEAの分泌が減ると、結果的に、更年期障害の症状が重くなってしまいやすいといえます。

過剰なストレスはホルモンのバランスを乱し、体にさまざまな影響を及ぼします。生理不順や更年期障害などの症状をやわらげるうえで、心身にストレスをかけないようにすること、頭のこりをこまめにほぐすことは、有効だといえるでしょう。

免疫細胞の働きを整え、
アレルギーを遠ざける！

アレルギーの原因は、免疫の過剰反応

免疫力、免疫細胞については、すでにPART2でお話ししましたが、人間を病気や有害な物質から守ってくれるはずの免疫力が、ときに大きなトラブルをもたらすこともあります。

それが、アレルギーです。

通常、ウイルスや有害な物質（抗原《こうげん》）が体内に入ってくると、体はその抗原と特異的に結合する抗体をつくります。

抗原と抗体をくっつけることで、抗原を体から排除しやすくするのです。

ところが、何らかの原因により、花粉や食べ物など、特に有害でない物質が体内に入ったときに、抗体ができてしまうことがあります。

しかもこの抗体と花粉などの抗原が結びつくと、ヒスタミンやロイコトリエンといった化学物質が生み出され、それらが血管に乗って全身に回り、神経を刺激したり、腫れや炎症を起こしたりするのです。

花粉症をはじめ、さまざまな**アレルギーは、こうした免疫の過剰反応によって起こります。**

腸内環境の乱れが、免疫細胞を暴走させる

免疫の過剰反応が起こる原因は、いくつか考えられます。

たとえば、腸内環境の悪化。

食べ物から得た栄養素を吸収する腸には、免疫細胞の6割が集まっているといわれています。

食べ物と一緒に入ってきたウイルスや有害物質を排除するためです。

ところが、腸内環境が悪化すると、免疫細胞が正常に働けなくなり、本来は害のない食べ物や、きちんと消化されなかったたんぱく質などを敵であると見なし、攻撃するようになります。

そして**腸内環境の悪化に、ストレスは大きく関わっています。**

ストレスによって血液やリンパの流れが悪くなり、腸をはじめとした内臓に十分な酸素や栄養が送られなくなると、内臓の機能が低下するからです。

それによって、消化不良が起こったり、体にとって不要なものをうまく排出することができなくなったりして、腸内環境が悪化してしまうのです。

過剰なストレスが、コルチゾールの分泌バランスを崩し、アレルギーを引き起こす

また、ストレスによるコルチゾールの分泌量のバランスの乱れも、免疫の過剰反応を引き起こす原因となります。

ストレスを感じた際に分泌される抗ストレスホルモンのコルチゾールには、免疫作用をコントロールする働きがあるといわれています。

ストレスが強いと体調を崩しやすくなるのは、コルチゾールが増えて免疫作用が抑えられ、体内に細菌やウイルスが入りやすくなってしまうからでもあるのです。

ところが、過剰なストレスによってコルチゾールが一度に大量につくられると、副腎や、副腎に指令を出す自律神経が疲労し、今度は逆に、コルチゾールの分泌が減ってしまいます。

すると、免疫細胞が活発化しすぎてコントロールすることができなくなり、アレルギーが起こったり、悪化したりするのです。

このように、ストレスは免疫の過剰反応につながります。

アレルギー症状を軽減するうえでも、ストレスの解消は重要なのです。

ストレス太りやむくみにさようなら！
ダイエットにも効果が！

ストレスは、太りやすい体をつくる!?

ストレスは、ダイエットの大敵です。

たとえば、よく「ストレスがたまると、甘いものを食べたくなる」という話を耳にしますが、これには理由があります。

甘いものを食べると、脳内の快感中枢が刺激され、「β-エンドルフィン」という物質が生成されます。

β-エンドルフィンには、気持ちを落ち着かせたり、リラックスさせたりする効果があるといわれています。

一方、やはり気持ちを落ち着かせてくれる物質であるセロトニンは、肉や魚などに含まれるトリプトファンというアミノ酸が脳に運ばれて、つくられます。

そして、トリプトファンを脳に運ぶ役割を果たしているのは、ブドウ糖なのです。

つまり、**ストレスがたまると、私たちは、β - エンドルフィンやセロトニンによって自分の気持ちを落ち着かせるために、糖分を求めてしまう**わけです。

また、ストレスを感じたとき、分泌されるコルチゾールには、**ストレスの影響から体を守るため、血圧や血糖値を上げる**働きがあります。

その際、筋肉をアミノ酸に分解して糖質に変えているため、ストレスが続き、コルチゾールが分泌され続けると、筋肉が減って脂肪が増えていくのです。

「厳しい食事制限をしているのに、なかなかやせない」という人は、もしかしたら、ダイエットによるストレスが邪魔をしているのかもしれません。

さらに、**ストレスによって体が冷えると、基礎代謝も悪くなります。**

「ストレスでものが食べられなくなり、やせてしまう」というケースもありますが、ストレスが「太りやすい体」をつくってしまうことも多いのです。

ストレスからくるむくみにも要注意

ストレスは、むくみの原因にもなります。

むくみとは、老廃物を含んだリンパ液など、余分な水分がうまく排出されずに体内に残り、皮下組織にたまってしまうことです。

慢性化すると、老廃物のたんぱく質が水分を抱え込み、むくみはさらにひどくなります。

みなさんの中には、もしかしたら「むくみのせいで、実際よりも太って見えてしまう」と悩んでいる方がいらっしゃるかもしれませんね。

血管やリンパ管、腎臓の疾患などを除くと、むくみが発生する理由としては、

・冷えによる代謝の低下
・塩分のとりすぎ
・ホルモンバランスの乱れ
・睡眠不足や運動不足

などが挙げられますが、実はストレスも、むくみの大きな原因となります。

ほかの項目でお伝えしているように、ストレスは、冷えやホルモンのバランスの乱れ、睡眠不足の元になります。

しかし、それだけではありません。

抗ストレスホルモンのコルチゾールには、水分の排泄を妨げる作用があり、体内に水分が残りやすくなるのです。

また、すでにお話ししたように、コルチゾールには、筋肉を分解してエネルギー源に変える作用もあります。

体内の余計な水分は、血液やリンパを通って排出されますが、血液における心臓のような、ポンプ機能のある臓器を持たないリンパは、筋肉によって運搬されます。

ところが、**筋肉がコルチゾールによって分解され、衰えると、リンパの運搬機能が低下し、やはり余計な水分が排出されにくくなってしまう**のです。

このように、過剰なストレスは、肥満やむくみの原因になりかねません。

美しく健やかな体を維持するためにも、こまめにストレスを解消しましょう。

PART 5

頭蓋骨マッサージで病気を遠ざけ、健康に暮らす!

免疫力をアップし、がんや肺炎に負けない体をつくる！

「日本人の死因」とストレスには、深い関わりがある

突然ですが、みなさんは、「日本人の死因」の順位をご存じですか？

厚生労働省の発表によると、２０１５年度の日本人の死因の順位と割合は、以下の通りだそうです。

1位　悪性新生物《あくせいしんせいぶつ》（がん、肉腫《にくしゅ》など）28・7％
2位　心疾患（虚血性《きょけつ》心疾患、心筋梗塞、心不全など）15・2％
3位　肺炎　9・4％
4位　脳血管疾患（脳梗塞、くも膜下出血、脳出血など）　8・7％
5位　老衰　6・6％

なぜこのようなお話をするかというと、このうち1～4位の**「悪性新生物」「心疾患」「肺炎」「脳血管疾患」は、いずれも、ストレスと密接に関わっている**からなのです。

過剰なストレスは、人の心身にさまざまな不調をもたらし、ときにはこのような、深刻な病気を引き起こすこともあります。

では、ストレスがそれぞれの病気とどのように関わっているのか、もう少し詳しくみてみましょう。

人の体には、がんの発生を防ぐためのシステムが備わっている

悪性新生物、特にがんとストレスの関係についてお話しする前に、まずは、がんが

どのようにして発生するのか、簡単に説明しましょう。

私たちの体は、約60兆の細胞からできており、細胞は日々分裂を繰り返し、生まれ変わっています。

分裂する際、細胞は、遺伝子（DNA）が持つ情報にしたがってコピーされるのですが、何らかの原因によってDNAに傷がついたり、有害物質によって細胞分裂が邪魔されたりすると、遺伝情報のコピーミスが起こります。

これが、がん細胞が生まれるきっかけとなります。

内臓などの表面（上皮）に傷がつき、それが修復される際に何らかのトラブルが起こり、がんが生まれることもあります。

実は、体内では毎日、3000～5000個ものがん細胞が生まれているといわれています。

しかし、人間の体には「がん抑制遺伝子」が備わっており、傷ついたDNAはすぐに修復され、修復不可能な傷を受けた細胞は、自死（アポトーシス）します。
そして、ＤＮＡが修復されず、アポトーシスも効かなかった場合は、免疫細胞ががん細胞を取り除いてくれます。

人の体には、このように、がんの発生を防ぐための頑強なシステムが備わっているのですが、遺伝情報のコピーミスが増えたり、ＤＮＡの修復やアポトーシスの機能が衰えたり、生まれつきがん抑制遺伝子に異常があったり、免疫細胞の働きが鈍くなったりすると、ＤＮＡが修復されず、かつ排除されずに生き残るがん細胞が出てきます。

正常なＤＮＡは、ほかの細胞や組織とのバランスをとりながら、細胞分裂を促したり抑制したりしています。

ところが、がん細胞はそうしたコントロールが利きません。
生き残ったがん細胞は、周囲の正常な細胞を侵食しながらどんどん増殖し、腫瘍を形成したり、臓器の内側に入り込んだり、血液やリンパ液に乗って、遠くの臓器へ運ばれていったりするのです。

ストレスが、がん細胞の発生を助長し、がん細胞の排除を妨げる

ストレスは、こうしたがんの発生のプロセスに、二重三重に関わっています。

まず、過剰なストレスは、がん細胞が生まれる一つの原因となります。

PART2で、すでに

- 人間の免疫機能を担っているのは、白血球を主体とする免疫細胞であること
- 免疫細胞にはリンパ球と顆粒球があり、交感神経が優位になると、リンパ球が減り、顆粒球が増えること

・顆粒球は攻撃性が強く、数が過剰になると暴走すること
・顆粒球が細菌を食べたり、顆粒球自体が死んだりすると、活性酸素が発生すること

についてはお話ししましたが、**ストレスによって交感神経が優位になり、顆粒球が増えて暴走すると、顆粒球や、顆粒球の活動などによって生まれる活性酸素が、正常な細胞までも攻撃し、ときにはＤＮＡを傷つけます。**

また、ストレスを抱えた人が、過度の飲酒や喫煙、過食に走ることもあります。これらは内臓に負担をかけたり、上皮に傷をつけたり、活性酸素を発生させたりしますし、お酒や煙草などに含まれる物質が、細胞分裂を邪魔することもあり、やはりがん細胞が生まれる原因となります。

それだけではありません。
ストレスは、がん細胞を取り除く、免疫細胞の働きも低下させます。

顆粒球が増えると、リンパ球に属し、がん細胞を排除するうえで大きな役割を果たすNK細胞やT細胞の割合が減ってしまうからです。

さらに、**ストレスによって交感神経が優位になり、血管が収縮することも、免疫力の低下につながります。**

免疫細胞は血液に乗って体じゅうをめぐるのですが、血流が悪くなると、すみずみまでいきわたらなくなるからです。

しかも、血行不良は体の「冷え」をもたらします。

体温のほとんどは、筋肉の収縮によってつくられ、血液によって体じゅうに運ばれるからです。

体が冷えると、免疫細胞のエネルギー源となる酵素の働きも弱くなります。

体温が1度下がると、免疫力は約30％低下するともいわれています。

このように、**ストレスによる自律神経の乱れや免疫力の低下は、がん細胞の発生を**

助長し、がん細胞の排除を妨げてしまうのです。

免疫力の低下が、肺炎を引き起こす

過剰なストレスや、それに伴う免疫力の低下は、「日本人の死因」の第三位に入っている肺炎にも、大きく関わっています。

肺炎は、細菌やウイルスなどが肺の組織に感染して炎症を起こすもので、発熱、咳、たん、胸の痛みなどの症状があり、特に高齢者の場合、命に関わることもあります。

細菌やウイルスが肺にまで侵入するのは、免疫力が低下し、体がそれらを排出できなかったときです。

そのため、風邪をひくなどして体が弱っている人や高齢者が肺炎にかかりやすいのですが、過剰なストレスによって著しく免疫力が落ちている人も、感染のリスクは高いといえるでしょう。

免疫力は、副交感神経が優位なときにパワーを発揮します。

がんや肺炎などを遠ざけるためにも、リラックスできる時間をできるだけ確保すること、しっかりと睡眠をとることなどを心がけつつ、頭蓋骨マッサージなどによってストレスをこまめに解消し、免疫力を高めましょう。

血液や血管のトラブルを改善！
心筋梗塞や脳梗塞のリスクを下げる

心疾患や脳血管疾患の大きな原因、動脈硬化

ストレスは、虚血性心疾患や心筋梗塞、脳梗塞、くも膜下出血、脳出血などの原因ともなりえます。

虚血性心疾患とは、心臓のまわりを通っている冠《かん》動脈が動脈硬化などによって狭くなったりつまったりして、心臓の筋肉（心筋）に血液が送られなくなることで起こる疾患のことです。

これにより、心筋の収縮力が弱まった状態を虚血性心不全といい、動脈硬化が進み、かつ冠動脈内に血栓《けっせん》ができて、血管が完全につまってしまった状態を、心筋梗塞といいます。

また脳梗塞は、脳や頸部《けいぶ》の血管が動脈硬化によって細くなったり、血栓が流れてきて詰まったりして、脳の血流が低下することによって起こります。

血液には、全身の臓器や組織に必要な酸素や栄養などを運び、いらなくなった二酸化炭素や老廃物などを回収するという役割があります。

そのため、心筋や脳に血液が送られなくなると、その部分の細胞が酸素不足、栄養不足に陥り、やがて壊死《えし》します。

壊死の範囲が広がると、心臓や脳の機能が低下し、場合によっては死に至ることもあります。

一方、脳出血は、脳に栄養を送っている血管が破れ、脳内に出血が起こるというものであり、くも膜下出血は、脳の表面の血管が破れ、脳の表面を覆う膜の一つである「くも膜」と脳の間に出血が起こるというものです。

脳出血では頭痛と同時に、手足の麻痺《まひ》やしびれ、言語障害、めまい、視野が狭くなる、といった症状が、くも膜下出血では激しい頭痛が生じ、いずれも場合によっては、やはり死に至ることがあります。

そして、**血管が破れる大きな原因となっているのも、動脈硬化です。**

高血圧は、血管にも心臓にも負担をかける

動脈硬化とは、その名の通り、動脈が硬くなることです。

動脈は「全身に血液を送る」という、とても重要な役割を果たしていますが、**動脈が硬くなって柔軟性や弾力性を失うと、もろく破れやすくなったり、血液をうまく送り出せなくなったりします。**

動脈は歳をとるにつれ、硬くなっていきますが、**高血圧も動脈硬化を促進します。**

「血圧」とは「血液が血管を通るときにかかる圧力」「血液が血管を押す力」のことです。

心臓は通常、1分間に60～80回ほど、血液を血管に送り出します。

血圧を測ると、必ず「最高血圧」と「最低血圧」の2つの値が出ますが、これらはそれぞれ、血液が送り出されたときに血管にかかる圧力と、血管が送り出された後にかかる圧力を示しています。

ホースの中にポンプで液体を流すとき、サラサラの水を流すよりもドロドロの水を流す方が、そして太いホースに流すよりも細いホースに流す方が、力がいるし、ホースにも圧力がかかります。

同様に、**血液がドロドロだったり、血管が細かったりすると、心臓は通常よりも強い力で血液を送り出さなければならず、血圧も高くなります。**

大きな圧力がかかり続けると、血管が破れないようにするため、体は、血管の壁を厚くします。

しかし血管の壁が厚くなると、それだけ血液の通り道は狭くなってしまいます。狭くなった血管を血液が通るため、血管にはさらに圧力がかかり、それに負けないよう、体は血管の壁をさらに厚くし……。

こうして、どんどん動脈の血管の壁が厚く硬くなり、柔軟性や弾力性を失って、動脈硬化が起こってしまうのです。

このように、**高血圧は動脈硬化の大きな原因となりますが、一方で心臓にも大きな負担をかけます。**

筋肉は、鍛えれば鍛えるほど厚く、硬くなります。

強い力で血液を送り出し続けると、心筋も厚く、硬くなりますが、その反面、柔軟性が失われ、ポンプとしての機能は弱くなります。

そのため、少し体を動かしただけでも息切れしたり、動悸が激しくなったりしてしまい、心不全につながることもあるのです。

ストレスが血液をドロドロにし、血管を硬くさせる

心疾患や脳血管疾患の原因となる、血栓や動脈硬化、心臓への大きな負担。実はストレスは、これらの発生に大きく関わっています。

まず、**ストレスを感じ、交感神経が優位になると、血管が収縮して血圧が上がり、心拍数も上がります。**

一時的なものであればよいのですが、非常に強いストレスを感じたり、ストレスを感じ続けたりすると、血管にも心臓にも負担がかかり、血管はどんどん硬くなります。

ストレスは血液中の赤血球も増やします。

ストレスが原因で赤血球が多くなることを「ストレス性赤血球増加症」といいますが、これは頭痛、めまい、耳鳴りなどの症状を引き起こしますし、赤血球の数が著しく増えると、血液の流れが悪くなり、血管がつまりやすくなります。

また、自律神経やホルモンの分泌のバランスが崩れると、体の代謝機能が低下し、血液中の糖分や老廃物、小型ＬＤＬコレステロール、中性脂肪などが増えたりして、血液がドロドロになります。

そして、**ストレスによって生まれた過剰な活性酸素は、体内のコレステロールや中性脂肪を酸化させ、過酸化脂質に変化させます。**

すると、血管の壁に脂質が付着し、血管が狭くなって血圧が高くなり、やはり血管や心臓に負担がかかります。

もちろん、ストレスによる飲酒・喫煙の増加も、動脈硬化などの原因となります。

アルコールは、適量であれば血圧を下げ、血行を促進し、「善玉コレステロール」と呼ばれるＨＤＬコレステロールを増やし、血液を固まりにくくする作用があり、動脈硬化や血栓の発生などの予防につながるといわれています。

しかし**過度の飲酒は、血圧を上昇させ、病気の発生リスクを高めます。**

一方、タバコにもある程度、ストレスを緩和する効果はあります。

ただ、**タバコに含まれるニコチンやタールは、血液中の血小板同士を結合させたり、血管を収縮させたりして、ドロドロ血液や血行不良の原因を作ります。**

しかも、喫煙によって発生する一酸化炭素は、本来酸素と結びつくべき赤血球中のヘモグロビンと先にくっついてしまうため、全身に酸素がいきわたらなくなります。

喫煙は血圧の上昇や動脈硬化を促進すると報告されており、喫煙者が虚血性心臓病や心筋梗塞になる危険性は、非喫煙者の２～３倍ともいわれています。

ストレスで、血液はふだんより30%も固まりやすくなる!?

ストレスがかかると、血栓もできやすくなります。

血栓の原因となるのは、血液に含まれる「フィブリン」という物質です。皮膚や血管に傷ができたとき、フィブリンは網目状の物質を出し、赤血球や血小板を集めて血液を固め、止血する働きがあります。

柔軟性を失い、もろくなった血管に、ドロドロの血液や活性酸素が流れ込むと、血管の壁に傷がつきやすくなります。

血管に傷ができると、フィブリンがかさぶた状のものをつくりますが、それが何度も繰り返されるうちに、**かさぶた状のものが重なって血栓となってしまう**のです。

しかもフィブリンには、ストレスがかかると活性化し、網目状の物質をより多く放出するという性質があります。

さらに、ストレスを感じたとき、副腎から分泌されるコルチゾールには、血液を固まらせたり、血栓が溶けるのを抑制したりする働きがあり、**強いストレスを感じたときは、そうでないときに比べ、30%も血液が固まりやすくなる**ともいわれています。

それだけではありません。

ストレスは、「心房細動《しんぼうさいどう》」を引き起こすこともあります。

通常、私たちの心臓は、右心房にある同結節《どうけっせつ》が出す電気信号に従い、1分間に60~80回の収縮と拡大を、規則正しく繰り返しています。

ところが、何らかの理由で電気信号が乱れると、心房が不規則にふるえて、心臓の正確なリズムが狂い、動悸や不整脈などが生じます。

これが心房細動であり、ストレスも、電気信号の乱れを引き起こす大きな原因であると考えられています。

そして**心房細動が起きると、血液が心臓内に停滞し、血栓ができやすくなる**のです。

このように、ストレスが心疾患や脳血管疾患に与える影響は、計り知れません。

動脈硬化をくいとめたり、血栓ができるのを予防したりするためには、

- バランスのよい食事を心がける
- しっかり水分をとる
- 適度な運動を行う
- 飲酒や喫煙を控える

といったことが大事ですが、それに加え、頭蓋骨マッサージなどによってこまめに頭のこりをほぐし、ストレスを解消することも、必要不可欠だといえるでしょう。

頭蓋骨をもんで血糖値を下げ、糖尿病を防ぐ！

いまや、日本人の国民病となった、糖尿病

近年、糖尿病の患者数が急増しています。

厚生労働省が行った調査によると、2011年の調査では約270万人だった糖尿病の総患者数が、2014年には過去最多の約316万6000人に。

また、2015年時点で、「20歳以上で糖尿病が強く疑われる人」（すでに診断を受け、治療を受けている人を含む）は約1144万人、「糖尿病の可能性を否定できない人」は約1223万人にのぼったそうです。

実に成人男子の約35%、女子の約25%がリスクを抱え、いまや「国民病」ともいわれる糖尿病ですが、いったいどのような病気なのでしょうか。

糖尿病は、血液中のブドウ糖（血糖）の量が、正常時よりも多くなる病気で、Ⅰ型とⅡ型の2種類があります。

通常、血糖値は、「インスリン」というホルモンによってコントロールされています。

食事をとった後などに血糖値が上がると、すい臓のランゲルハンス島という部位のベータ細胞から、インスリンが分泌されます。

インスリンの作用により、血液中のブドウ糖が筋肉に送りこまれ、エネルギーとして利用されたり、細胞内や組織内に貯蔵されたりして、血糖値が下がるのです。

ところが、過去のウイルス感染などにより、免疫細胞のリンパ球が暴走してベータ細胞を破壊し、インスリンが分泌されなくなることがあります。

これがⅠ型糖尿病です。

発症するのは、子どもや若い人が多く、「小児糖尿病」とも呼ばれています。

一方、Ⅱ型糖尿病は、何らかの原因によって、インスリンが出にくくなったり、インスリンが効きにくくなったりして、血糖値が高くなるというものです。

発症するのは中高年が多く、「成人型糖尿病」とも呼ばれており、日本人の糖尿病の約95%がⅡ型であるといわれています。

糖尿病で本当に恐ろしいのは、合併症

糖尿病の初期の症状としては、以下のようなものが挙げられます。

- 糖が体外に排出される際、水分も一緒に出るため、尿の量が多くなる
- 尿が大量に出るため、脱水状態となり、ひどく喉が渇く
- 糖をエネルギーとして利用できず、体がたんぱく質や脂肪をエネルギー源にするた

め、体重が減る

・エネルギー不足や体重減少により、ひどく疲れやすくなったり、眠くなったりする

Ⅰ型では、こうした症状が急に起こりますが、Ⅱ型は気づかないうちに発症し、ゆっくり進行することが多いようです。

しかし**糖尿病で本当に怖いのは、合併症です。**

Ⅰ型もⅡ型も、体内でインスリンをつくることができなくなるため、血管の中に大量のブドウ糖が残り、血液がドロドロになります。

すると、血流が悪くなったり、血管が劣化したりして、腎臓病、心筋梗塞、脳梗塞、神経障害、白内障など、ときには命に関わるような、深刻な合併症が引き起こされてしまうのです。

食生活や運動不足よりも、ストレスが、糖尿病の原因になっている⁉

これまで、Ⅱ型糖尿病は、「遺伝的に糖尿病になりやすい人が、運動不足に陥ったり、食べすぎたり飲みすぎたりしたときに発症しやすい」と考えられており、糖尿病の患者数が増えているのも、食生活の変化による炭水化物の摂取量の増加や、運動量の減少のせいであるといわれていました。

ところが近年、**ストレスが、Ⅱ型発症の大きな原因として注目を浴びています。**

ストレスを感じ、交感神経が優位になると、**筋肉などに蓄えられたブドウ糖を血液中に放出させ、血糖値を上昇させる作用のあるアドレナリンやコルチゾール、グルカ**

ゴンなどが分泌されます。

さらに**コルチゾールには、インスリンの効きを悪くする作用もあります。**

そのため、体がどんなにインスリンを分泌しても、なかなか血糖値が下がらず、ストレスを受けている状態が続くと、血糖値が高い状態も続き、糖尿病を発症しやすくなってしまうのです。

もちろん、ストレスから過食や過度の飲酒、喫煙に走ることも、血糖値の上昇につながります。

特に、**タバコに含まれるニコチンには、インスリンの働きを弱めたり、インスリンの分泌を減らしたりする作用があり、**喫煙者は非喫煙者に比べ、ブドウ糖の処理機能が45%も低下するといわれています。

さらに、喫煙は血流を阻害するため、心筋梗塞や神経障害など、糖尿病の合併症の進行を早めるともいわれています。

実際、ドイツのある機関が、ドイツ在住の労働者約５０００人を対象に行った調査によると、強いストレスを感じている人は、そうでない人に比べ、Ⅱ型糖尿病を発症するリスクが45％も高かったそうです。

また、カナダで約７０００人の女性を対象に行われた調査でも、仕事のストレスが多い女性は、そうでない女性に比べ、Ⅱ型糖尿病を発症するリスクが2倍に上昇するとの結果が出たそうです。

糖尿病や、それに伴う合併症を予防したり、進行を食い止めたりするうえでも、生活習慣の改善とストレスの解消は、非常に重要なのです。

ストレスを解消して、うつを予防！
心身の健康を手に入れる

日本人の15人に1人が、過去にうつ病を経験している!?

近年、やはり増加しているといわれているのが、「うつ病」の患者数です。

厚生労働省の「患者調査」によると、1993年には約13万人だったうつ病の総患者数は、2014年には約73万人に達しており、別の調査では、過去にうつ病にかかったことのある人は、15人に1人ともいわれています。

嫌なことや悲しいことがあったとき、一時的に憂うつになったり、やる気が起きなくなったりすることはありますが、うつ病の場合は、「非常につらく、何事にも興味や喜びを感じられない」という状態が、朝から晩まで、何日間も続きます。

うつ病になると、

- 憂うつになったり、悲しい気持ちになったりする
- 何に対しても面白さや興味を感じられない
- 何でもないことに対し、不安や焦りを感じる
- 集中力や注意力が低下する

といった、精神的な症状だけでなく、

- だるい
- 眠れなかったり、逆に、やたらと眠くなったりする
- 食欲がなくなったり、逆に、過食になったりする
- 頭や肩、腰、背中などが痛くなる
- 胃が痛くなったり、便秘や下痢になったりする

・動悸が激しくなったり、息苦しくなったり、めまいがしたりする

など、さまざまな体の症状もあらわれます。

ストレスによるセロトニンの減少が、うつ病の原因と考えられている

うつ病の原因は、まだはっきりと解明されてはいませんが、最近の研究では、うつ病のときには、脳の神経細胞間で情報を伝える役割をしている神経伝達物質に、何らかの異変が生じているとされています。

神経伝達物質のうち、セロトニンとノルアドレナリン、ドーパミンは、人の感情に関わる情報の伝達を司っており、気分を高揚させたり落ち着かせたり、それに伴う体

の反応をコントロールしたりしています。

これらの神経伝達物質は、ふだんはバランスを保ちながら分泌されているのですが、

- 子どものころの厳しい体験
- 大事な人との別れ、失業、人間関係のトラブルなどによるショック
- 就職や退職、結婚や離婚、出産、引っ越しといった環境の変化
- 体の慢性的な疲れや病気
- 更年期など、ホルモンバランスの変化

といった出来事により、**過剰なストレスを感じたり、あるいは不規則な生活が続いたりすると、バランスが崩れてしまいます。**

その結果、情報がうまく伝わらなくなって、心身のバランスがとれなくなり、うつ病になるといわれているのです。

特に、セロトニンには、

- 不安や緊張をとり、気持ちを安定させ、幸せな気分をもたらす
- 交感神経と副交感神経のバランスをとる

といった働きがあり、**うつ病には、このセロトニンの分泌量の低下が大きく関わっている**と考えられています。

ストレスをとることで、うつ病をできるだけ遠ざける

PART2でお話ししたように、ストレスを感じると、交感神経が優位になり、体

が活性化されます。

爆発的なパワーはありますが、このとき、体のあちこちに、無理な負荷がかかっています。

ストレスが一過性のものであれば、やがてセロトニンが分泌されて副交感神経優位の状態になりますが、**ストレスが大きすぎたり、ストレス状態が長く続いたり、あるいはセロトニンの分泌量が少なかったりすると、副交感神経への切り替えがうまく行われません。**

そうなると、心身がいつまでたってもリラックスできないため、疲労が回復できず、やがてエネルギーが尽き、抑うつ状態やうつ病になってしまうのです。

なお、ストレスとうつ病との関係については、ほかに、「**ストレスを感じたときに分泌されるコルチゾールは、脳の神経細胞を委縮させ、脳の機能低下やうつ病の悪化を招く**」ともいわれています。

このように、うつ病とストレスには、非常に深い関係があります。
「弱い人」だけがうつ病になるわけではありません。**ストレスの量が、その人に耐えられる限界を超えてしまうと、誰でもうつ病になる可能性はある**のです。

うつ病にはさまざまなケースがあり、治療法や予防方法もそれぞれに異なりますが、できるだけうつ病を遠ざけるためには、セロトニンを増やす効果があるといわれている、日光浴や有酸素運動を行うこと、そしてなによりも、規則正しい生活を送り、体に無理をさせすぎず、頭蓋骨マッサージなどによって頭のこりをほぐし、ストレスをこまめに解消することが、大事だといえるでしょう。

自律神経を整え、万病の元・睡眠不足にさようなら!

睡眠不足は記憶力を低下させ、がんや心疾患、脳血管疾患などのリスクを高める

睡眠に関する悩みを抱えている現代人は少なくありません。

厚生労働省が２０１４年に行った「国民健康・栄養調査」によると、20歳以上で「（調査日前の）１か月間に、睡眠で休養が十分にとれていない」と感じている人の割合は、20％だったそうです。

みなさんの中にも、「寝つきが悪く、眠りも浅い」「なかなか疲れがとれない」という方がいらっしゃるのではないでしょうか。

しかし人が健康に生きていくうえで、睡眠はとても重要です。

まず、眠っている間に、体内では、古くなった細胞や傷ついた細胞が修復されたり、

物質の代謝が促されたり、赤血球や白血球、リンパ液などが生産されたりします。

睡眠が足りないと、全身の筋肉や内臓や細胞のダメージが修復されないため、慢性疲労の状態が続いてしまうのです。

また、心臓や脳は眠っている間に活動のペースを落とし、休息をとりますが、睡眠が足りないと、フルパワーで働き続けなければならず、疲れてしまいます。

特に大脳は睡眠不足に弱く、**十分な睡眠がとれない状態が続くと、大脳の細胞は損傷を受けます。**

脳細胞の再生も睡眠中に行われるため、睡眠不足が続くと、破壊された脳細胞はいつまでたっても修復されず、やがて死滅してしまいます。

しかも脳は、睡眠中に、日中に起こった出来事や学んだことを整理し、必要な情報を記憶として定着させるといわれています。

睡眠不足は、記憶力や認知能力を低下させてしまうのです。

さらに、**睡眠が足りないと、がんや心疾患、脳血管疾患などにかかるリスクも高まります。**

がん細胞などを排除する免疫細胞は、副交感神経が優位なとき、つまりリラックスしているときや眠っているときに、もっとも活発に働くからです。

そして、傷ついた血管が修復されるのも、眠っている間です。

睡眠不足が続くと血管はどんどんボロボロになり、動脈硬化が進んでしまうのです。

心身がゆっくり休めないと、うつ病などが引き起こされることもあるでしょう。

睡眠時間が短いと、食欲増進ホルモンが分泌される

美容においても、もちろん睡眠は大事です。

まず、睡眠不足は、肌の状態を大きく悪化させます。

代謝を促し、細胞の結合を促す働きがある成長ホルモンは、眠りに入って最初の3時間に多く分泌され、睡眠中に体のすみずみへと運ばれます。

そのため、**睡眠が不足すると、肌の新陳代謝がスムーズに行われず、古い角質が残りやすくなったり、傷などが治りにくくなったりします。**

そして、くすみやしわ、しみ、吹き出物が出やすくなり、保水力が衰え、肌が乾燥しやすくなってしまうのです。

また、**睡眠不足は過食を招きがち**です。

人が満腹感を覚えたときや熟睡しているときには、脂肪細胞から「レプチン」（食欲抑制ホルモン）が分泌され、空腹時や眠りが浅いときには、胃から「グレリン」（食欲増進ホルモン）が分泌されます。

食欲は、この2つのホルモンによってコントロールされているのですが、睡眠時間が短いと、レプチンが減り、グレリンが多く分泌されるようになります。

そのため、なかなか満腹感を覚えられず、つい食べすぎてしまうのです。

睡眠にはセロトニンが関わっている

では、「眠りたくても眠れない」「眠りが浅い」といったトラブルは、なぜ起こるのでしょう。

睡眠には、さまざまなホルモンが関わっています。

たとえば、脳の松果体《しょうかたい》でつくられるメラトニンというホルモンには、人を自然な眠りに誘う働きがあり、「睡眠ホルモン」と呼ばれています。

一方、脳では日中、セロトニンがつくられており、メラトニンの量はセロトニンの量に比例するといわれています。

つまり、何らかの原因で**セロトニンの分泌が減れば、その分メラトニンの分泌も減**

り、眠りにつきにくくなるわけです。

なお、セロトニンには、自律神経のバランスを整える働きもあります。

本来、睡眠時には副交感神経が優位になり、心身をリラックスさせるはずなのですが、**セロトニンが十分に分泌されないと、自律神経のバランスが崩れ、夜になっても交感神経優位の状態が続き、眠れなくなってしまう**のです。

そして、不規則な生活や過剰なストレスは、セロトニンの分泌を大きく妨げます。

さらに**ストレスは、人間の眠りの周期を乱す**ともいわれています。

人間は90～１２０分を一つのサイクルとし、体は休んでいるけれども、脳が活発に動いている「レム睡眠」と、脳も体も深い休息をとっている「ノンレム睡眠」を繰り返しています。

しかし、ストレスを抱えたまま眠ると、浅い眠り（レム睡眠）の時間が増え、深い眠り（ノンレム睡眠）が短くなるのです。

このように、ストレスは睡眠の大敵です。
また、「眠れない」ことや、不眠からくる心身の不調がストレスになり、さらに眠れなくなる……という悪循環に陥ることもあるでしょう。

睡眠に関する悩みを抱えている方は、

- 規則正しい生活を送る
- 眠る前にゆっくり入浴するなど、心身をリラックスさせる
- 眠る前にスマホ、パソコン、テレビを見たり、カフェインをとったり、タバコを吸ったりしない

といったことに加え、ぜひ頭蓋骨マッサージを試してみてください。

ストレスとりたきゃ頭蓋骨をもみなさい

発行日　2017年11月3日　第1刷

著者　寺林陽介
監修　内野勝行

本書プロジェクトチーム
編集統括　柿内尚文
編集担当　栗田亘
デザイン　轡田昭彦＋坪井朋子
制作協力　森モーリー鷹博
モデル　森木美和(スプラッシュ)
ヘアメイク　田中いづみ
編集協力　村本篤信
校正　荒井順子
営業統括　丸山敏生
営業担当　増尾友裕、甲斐萌里
プロモーション　山田美恵、浦野稚加
営業　熊切絵理、石井耕平、戸田友里恵、大原桂子、綱脇愛、川西花苗、寺内未来子、櫻井恵子、吉村寿美子、田邊曜子、矢橋寛子、大村かおり、高垣真美、高垣知子、柏原由美、菊山清佳

編集　小林英史、舘瑞恵、辺土名悟、奈良岡崇子、村上芳子、加藤紳一郎、中村悟志、及川和彦
編集総務　千田真由、髙山紗耶子、高橋美幸
講演・マネジメント事業　斎藤和佳、高間裕子
メディア開発　池田剛
マネジメント　坂下毅
発行人　高橋克佳

発行所　株式会社アスコム

〒105-0003
東京都港区西新橋2-23-1　3東洋海事ビル
編集部　TEL：03-5425-6627
営業部　TEL：03-5425-6626　FAX：03-5425-6770

印刷・製本　中央精版印刷株式会社

Printed in Japan ISBN 978-4-7762-0969-0